Gerhard Bleul
Dr. Christine Demke
Dr. Jutta Draeger
Dr. Jürgen Küpper
Dr. Gisela Steinhoff
Friederike Stratmann

# HOMÖOPATHISCHE HAUS- UND NOTFALLAPOTHEKE

# HOMÖOPATHISCHE HAUS- UND NOTFALLAPOTHEKE

Herausgeber:
Deutscher Zentralverein homöopathischer Ärzte

Autoren: Gerhard Bleul
Dr. Christine Demke
Dr. Jutta Draeger
Dr. Jürgen Küpper
Dr. Gisela Steinhoff
Friederike Stratmann

Grafiken: Johanna Bleul

Layout & Satz,
Verlag & Vertrieb: Verlag Peter Irl
Neurieder Str. 8,
82321 Buchendorf bei München
Tel.: 089 / 8935630
Fax: 089/89305321
E-Mail: info@irl.de
Internet: www.IRL.de

ISBN 978-3-933666-02-4

8. Auflage 2008

# INHALTSVERZEICHNIS



**Wichtiger Hinweis:**

Die Angaben zu Arzneimitteln und ihrer Anwendung sind mit größter Sorgfalt und nach bestem Wissen zusammengestellt worden. Dennoch können weder Autoren, noch Herausgeber und Verlag eine Haftung übernehmen. Vor der Einnahme von Medikamenten ist anhand eventuell beigefügter Beipackzettel zu prüfen, ob die dort gegebene Empfehlung für Dosierungen oder die Beachtung von Kontraindikationen im Einzelfall ein besonderes Vorgehen verlangt. In Zweifelsfällen sollte der Rat einer Ärztin oder eines Arztes hinzugezogen werden.

# VORWORT

Für viele leichtere akute Krankheiten und vor allem bei Verletzungen ist die Selbstbehandlung mit homöopathischen Arzneimitteln hervorragend geeignet. Bei richtiger Anwendung sind unerwünschte Wirkungen praktisch ausgeschlossen. Der Heilungsverlauf wird erleichtert und oft abgekürzt.

Dieses Buch gibt eine Anleitung, wie bei häufigen akuten Beschwerden das jeweils wirksamste homöopathische Mittel ausgewählt wird. Im zweiten Teil sind 25 der wichtigsten Arzneien für die Selbstbehandlung beschrieben, um sie Ihnen bekannter zu machen und die Auswahl im Einzelfall zu bestätigen.

Beachten Sie bitte, dass eine Selbstbehandlung nur bei kurz dauernden Krankheiten sinnvoll ist, wenn sie überschaubar und ohne Komplikationen verlaufen. Während der homöopathischen Behandlung einer chronischen Erkrankung sollten Sie selbständig keine weiteren Arzneien einnehmen. Immer ist dabei die Rücksprache mit Ihrer Ärztin oder Ihrem Arzt nötig.

Wenn Sie ein Arzneimittel eingenommen haben, das nach kurzer Zeit, das heißt nach der zweiten oder dritten Einnahme keine Wirkung zeigt, oder wenn sich Ihr Gesundheitszustand sogar verschlimmert hat, sollten Sie unverzüglich ärztlichen Rat einholen. Bedenken Sie, dass weit über 1000 homöopathische Arzneimittel bekannt sind. Die Auswahl ist keineswegs immer leicht, in komplizierten Fällen muss sie daher dem erfahrenen Kenner überlassen werden.

Das Buch beginnt mit einer kurzen Einführung in die homöopathische Heilmethode und genauen Anweisungen zur Einnahme der Mittel.

Viel Erfolg und eine anregende Lektüre.

Bonn, im März 2001 und Oktober 2005

Für den DZVhÄ: Gerhard Bleul und Dr. Gisela Steinhoff

# EINLEITUNG

In diesem Buch stellen wir Ihnen einige homöopathische Arzneimittel vor, mit denen Sie sich und Ihren Kindern bei akuten Krankheiten helfen können.

Viele Leser haben vielleicht schon Kenntnisse über die Homöopathie. Für andere wird es etwas völlig Neues sein. Wir werden daher im ersten Kapitel die Homöopathie kurz erläutern.

Im darauf folgenden Kapitel erfahren Sie, wie Sie die Mittel einnehmen und was bei der Einnahme zu beachten ist. Danach finden Sie ein Stichwortverzeichnis der Krankheiten und eine Beschreibung der Beschwerden, bei denen Sie die homöopathischen Mittel anwenden können. Anschließend sind die Arzneimittel beschrieben. Wir haben die Angaben bewusst kurz gefasst und stellen Ihnen nur einige, auf akute Zustände ausgewählte Wirkungen der jeweiligen Mittel dar.

Üblicherweise erhebt man in der Homöopathie eine genaue, eingehende Krankheitsvorgeschichte, die Anamnese, bei der alle Beschwerden sorgfältig erfragt werden. Im Laufe jahrzehntelanger Erfahrung hat man aber auch herausgefunden, dass bei einigen genau umschriebenen akuten Krankheitszuständen oder Verletzungsfolgen oft ein ganz bestimmtes homöopathisches Arzneimittel die Heilung bringt.

An diesem Wissen wollen wir Sie mit diesem Buch teilnehmen lassen. Es ersetzt bei chronischen Krankheiten nicht die homöopathische konstitutionelle Behandlung (im folgenden Kapitel erklären wir Ihnen diese Begriffe).

Es ist wichtig, dass Sie sich in ärztliche Behandlung begeben, falls sich unter den hier aufgeführten Arzneimitteln keine Besserung des Zustands einstellt.

# KURZE EINFÜHRUNG IN DIE HOMÖOPATHIE

Der Begründer der Homöopathie ist der deutsche Arzt Samuel Hahnemann, der von 1755 bis 1843 lebte. Er entwickelte durch eigene Studien den Grundsatz der Homöopathie: die **Ähnlichkeitsregel** „Similia similibus curentur", Ähnliches werde durch Ähnliches geheilt. Sie beruht auf der Erkenntnis, dass ein Arzneimittel genau die Symptome beim Kranken heilt, die es in einer Prüfung beim Gesunden hervorrufen kann.

Dieses Prinzip wird auch schon in früheren Schriften benannt, so z.B. von der bekannten Schule des griechischen Arztes Hippokrates, der um 400 vor Christus lebte. Doch erst Hahnemann gelang es, dieses Prinzip zu erforschen und als Ähnlichkeitsregel bekannt zu machen.

Das seltsame Wort **„Homöopathie"**, zusammengesetzt aus den griechischen Worten homoion (= ähnlich) und pathos (= Leiden), verdeutlicht dieses Prinzip.

Die wissenschaftliche Methode der Homöopathie, Arzneiwirkungen zu erkennen, ist die **Arzneimittelprüfung** am Gesunden. Dabei nimmt eine Gruppe gesunder Menschen für einen gewissen Zeitraum homöopathisch zubereitete Substanzen ein, wobei auftretende Symptome genau beobachtet und protokolliert werden. Aus diesen Beobachtungen und auch aus den klinischen Erfahrungen mit der Substanz gewinnt man das **Arzneimittelbild.** Darin werden ausführlich die Wirkungen des einzelnen Arzneimittels beschrieben, der psychische Zustand, der für die Anwendung dieses Arzneimittels charakteristisch ist, genauso wie die körperlichen Symptome, die von Kopf bis Fuß aufgelistet werden.

Die Ausgangsstoffe homöopathischer Arzneien können Pflanzen sein, dem Tierreich entstammen oder aus Mineralien oder Metallen bestehen.

# KURZE EINFÜHRUNG IN DIE HOMÖOPATHIE

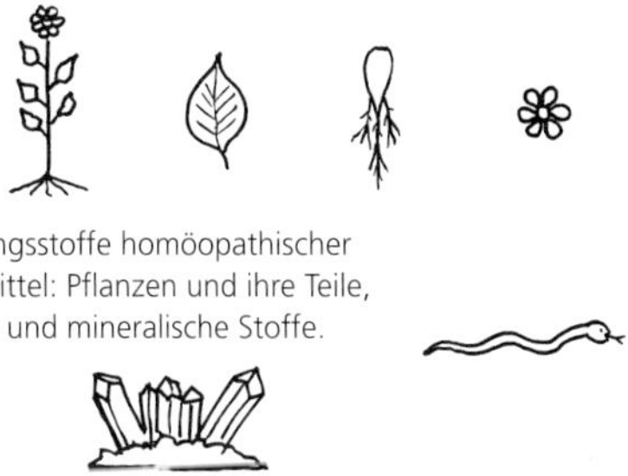

Ausgangsstoffe homöopathischer Arzneimittel: Pflanzen und ihre Teile, Tiere und mineralische Stoffe.

Entscheidend für die Herstellung einer homöopathischen Arznei ist das von Hahnemann im Laufe seiner Studien entwickelte Verfahren der **Potenzierung.** Dabei wird mit jedem Verdünnungsschritt eine Verreibung oder Verschüttelung durchgeführt. Bei C-Potenzen wird in einem Verhältnis von 1:100 gearbeitet, bei D-Potenzen beträgt das Verdünnungsverhältnis 1:10, bei Q-Potenzen (auch LM-Potenzen genannt) 1:50 000. Die Zahl hinter dem Buchstaben bezeichnet die Anzahl der Potenzierungsschritte.

Einige Ausgangssubstanzen (z.B. bestimmte Metalle, Mineralien, giftige Pflanzen) können erst durch das Potenzieren arzneilich genutzt werden. Durch das aufwändige Verreibungs- oder Verschüttelungsverfahren erfährt die Arznei während der Potenzierung eine Verstärkung ihrer Wirksamkeit. Die Substanzen verlieren ihren materiellen Charakter und können auf einer anderen, nunmehr energetischen Ebene wirken.

Je höher ein Mittel potenziert ist, desto länger wirkt es. Deshalb sollten Potenzen oberhalb der C12 nicht ohne fachkundige Verordnung eingenommen werden.

# KURZE EINFÜHRUNG IN DIE HOMÖOPATHIE

Wichtig zum Verständnis ist der Krankheitsbegriff in der Homöopathie. Schon Hahnemann sah im Menschen eine untrennbare körperlich-seelisch-geistige Einheit. **Lebenskraft** nannte er die Energie, die diese Einheit im Gleichgewicht hält. Krankheitssymptome, die wir wahrnehmen, sind nur Ausdruck der gestörten Lebenskraft.

Bei Kopfschmerzen zum Beispiel fühlt man nach Einnahme einer Schmerztablette den Schmerz nicht mehr. Oft aber kommt der Schmerz wieder, sobald die Wirkung der Tablette nachlässt. Dagegen wird in der Homöopathie durch das Arzneimittel die Lebenskraft wieder gestärkt, so dass die Kopfschmerzen nicht mehr als Ausdruck ihrer Störung nötig sind. Ziel einer homöopathischen Behandlung ist nicht nur das Verschwinden der Symptome, sondern eine dauerhafte Gesundung.

Um das passende homöopathische Mittel zu finden, muss man die Symptome des Patienten äußerst genau erfragen. Bei Kopfschmerzen z.B. fragt man:

**Wo** sitzt der Schmerz (in der Stirn, im Hinterkopf, an den Schläfen usw.), strahlt er irgendwohin aus?

**Wie** fühlt er sich an (drückend, ziehend, bohrend usw.)? Wie sieht der Patient aus, ist z.B. das Gesicht blass oder gerötet?

**Wann** treten die Beschwerden auf (morgens, nachts, aus dem Schlaf heraus, bei Wetterwechsel usw.)?

**Wodurch** werden sie besser, wodurch schlimmer (z.B. durch kalte oder warme Anwendungen)?

**Was** hat sie ausgelöst, hat man sich z.B. geärgert, war der Kopf Zugluft ausgesetzt?

**Welche** Beschwerden sind **neben** dem Hauptsymptom vorhanden?

All diese Symptome werden in einer homöopathischen Anamnese sorgfältig erfasst. Um dann die passende homöopathische Arznei zu finden, werden diese Symptome in einem so genannten **Repertorium** nachgeschlagen. Hier sind zu den verschiedenen Beschwerden die passenden homöopathischen Arzneien aufgelistet. Durch dieses „Repertorisieren" und mit Hilfe der Kenntnis der verschiedenen homöopathischen Arzneimittelbilder bestimmt man die homöopathische Arznei, die zu den vom Patienten geschilderten Beschwerden genau passt.

Die Ähnlichkeit des Krankheitsbildes mit einem bestimmten Arzneimittelbild entscheidet die Wahl. Ein homöopathisches Mittel passt zu einer Krankheit wie ein Schlüssel zum Schloss. Hat der Schlüssel genau die passenden Zacken, so können Sie das Schloss problemlos öffnen.

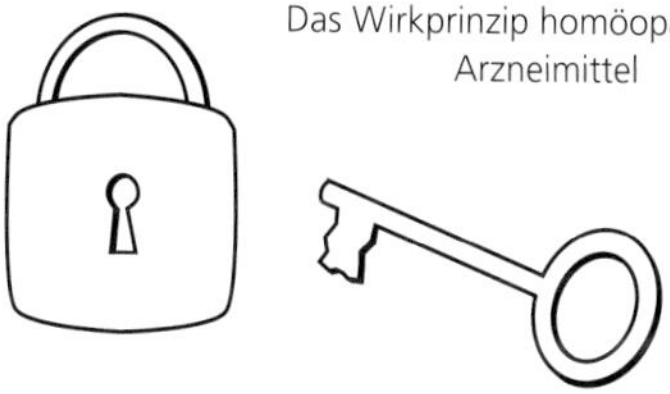

Schlüssel und Schloss:
Das Wirkprinzip homöopathischer Arzneimittel

Hier in diesem Buch haben wir eine Auswahl akuter Krankheitsbilder beschrieben, die sich zur Selbstbehandlung eignen, und einige Arzneimittel dafür aufgeführt. Mit diesen Mitteln hat man seit Beginn der Homöopathie vor 200 Jahren sehr gute Erfahrungen für den jeweiligen Krankheitszustand gesammelt. Diese verkürzte Arzneiwahl kann bei akuten, plötzlich auftretenden Beschwerden sehr hilfreich sein. Sie ersetzt aber niemals eine homöopathische Behandlung bei chronischen Erkrankungen.

Leidet man beispielsweise schon seit längerem oder immer wieder unter Kopfschmerzen oder Migräne, so ist eine homöopathische

**konstitutionelle** Behandlung notwendig. Dabei wird analog zu den homöopathischen Arzneimittelbildern das individuelle Krankheitsbild des Menschen detailliert erfasst. Hierzu werden alle körperlichen Beschwerden erfragt. Wichtig sind aber auch allgemeine Symptome, so z.B. ob man leicht friert oder hitzig ist, auf welcher Seite man schläft, ob man durstig ist oder nicht, was man gerne isst oder wogegen man eine Abneigung hat.

Eine besondere Bedeutung hat auch das psychische Befinden des Patienten. Ein Ungleichgewicht der Lebenskraft zeigt sich oft auf der emotionalen Ebene (z.B. in Reizbarkeit, depressiver Verstimmung, Unruhe) oder man spürt es auf der geistigen Ebene (z.B. durch Konzentrationsschwäche). Zur Bestimmung des homöopathischen Mittels ist es auch wichtig, welche Krankheiten die Vorfahren hatten.

Aus all diesen Informationen bestimmt man das homöopathische Konstitutionsmittel des Patienten, also das Arzneimittel, welches dem erkrankten Menschen in seiner Gesamtheit mit all seinen Beschwerden entspricht. Da die Homöopathie eine Heilung von innen bewirkt, ist für den Heilungsverlauf bei chronischen Erkrankungen oft eine angemessene Zeit notwendig. Bei einer akuten Krankheit muss sich dagegen schnell eine Besserung zeigen.

Wichtig für die Heilung ist auch, dass der Organismus noch regenerationsfähig ist. Wenn z.B. bei Rheuma die Gelenke schon sehr verformt sind, kann die Homöopthie keine vollständige Heilung bringen. Sie kann aber auch in einem solchen Fall die Beschwerden erträglicher machen.

# ANLEITUNG ZUR EINNAHME

In diesem Buch sind homöopathische Mittel für akute Zustände aufgelistet. Eine Behandlung chronischer Krankheiten sollte nur durch erfahrene Therapeuten durchgeführt werden.

Homöopathische Arzneimittel gibt es als Tabletten, Tropfen, Injektionslösung, Salben, Zäpfchen und Globuli. Letztere sind kleine Zuckerkügelchen, die mit der Arzneilösung benetzt sind. Diese Globuli sind zur Behandlung am besten geeignet, weil sie lange haltbar sind, keinen Alkohol enthalten und auch von Kindern gern eingenommen werden.

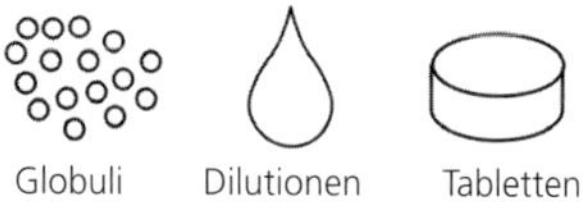


Verschiedene Darreichungsformen

Wir empfehlen bei akuten Beschwerden die Einnahme einer C12-Potenz. Nehmen Sie davon 2-3 Globuli ein. Man gibt sie direkt, möglichst ohne sie mit den Fingern zu berühren, auf die Zunge und läßt sie im Mund zergehen. 15 Minuten vor und 15 Minuten nach der Einnahme sollte man möglichst nichts essen oder trinken. Die Globuli müssen ohne Störung von der Mundschleimhaut aufgenommen werden.

Solange das homöopathische Mittel wirkt, sollten Sie nichts tun, was diese Wirkung herabsetzt: Vermeiden Sie Eukalyptus, Kampher, mentholhaltige Gerüche und ätherische Öle (z.B. auch Teebaumöl), denn die homöopathische Behandlung kann durch stark riechende Substanzen gestört werden. Auch Kaffee, Kamille- oder Pfefferminztee kann die Wirkung der Mittel beeinträchtigen.

Beobachten Sie genau die Entwicklung der Beschwerden nach der Einnahme. Schon nach der ersten Mittelgabe sollten Sie in akuten Fällen nach etwa 15 Minuten eine Verbesserung des

Zustandes bemerken.

Bei manchen Beschwerden wie zum Beispiel Husten und Fieber zeigt sich die Besserung auch zuerst darin, dass man sich nicht mehr so matt fühlt, mehr Appetit hat, besser schläft, oder fiebernde Kinder trinken wieder oder schlafen kurz ein. Diese Besserung des Allgemeinbefindens ist wichtig und ein richtiger Schritt zur Heilung. Sobald sich der Allgemeinzustand des Patienten auf diese Weise zunehmend bessert, sollten Sie abwarten.

Erst wenn sich nach anfänglicher Besserung kein weiterer Fortschritt mehr zeigt, sollten Sie das Mittel wiederholen. Bei akuten Beschwerden kann das nach 15 Minuten sein und dann vielleicht wieder nach 30 Minuten oder nach einer Stunde.

**Die wichtigsten Regeln in Kürze:**

- Wählen Sie das Arzneimittel sorgfältig nach den individuellen Symptomen aus.
- Nehmen Sie es ohne Störung durch weitere Substanzen ein.
- Lassen Sie das Mittel wirken, ohne die Einnahme zu wiederholen.
- Wiederholen Sie die Einnahme erst, wenn die Wirkung tatsächlich abgeklungen ist.
- Wenn Sie in einem kurzen angemessenen Zeitraum keine Wirkung spüren, muss ein anderes Mittel gewählt werden. Holen Sie sich dazu ärztlichen Rat.
- Zögern Sie nicht, bei schwerwiegenden Symptomen möglichst bald ärztliche Hilfe in Anspruch zu nehmen.

# STICHWORTVERZEICHNIS DER KRANKHEITEN

**Ängste und Aufregung → Schock und Schreck**

**Augenbeschwerden, Augenverletzungen**

Aconitum, Arnica, Arsenicum album, Hepar sulfuris, Ledum, Nux vomica, Ruta, Staphisagria, Symphytum

**Bauchschmerzen**

Arsenicum album, Bryonia, Colocynthis, Nux vomica

**Bisswunden**

Lachesis, Ledum

**Blasenentzündung, Harnröhrenentzündung**

Cantharis, Staphisagria

**Bluterguss**

Arnica, Bellis perennis

**Brustdrüsenentzündung**

Belladonna, Bryonia, Lachesis, Phytolacca

**Dreimonatskoliken**

Belladonna, Colocynthis, Chamomilla, Nux vomica

**Durchfall**

Arsenicum album, Bryonia, Chamomilla

**Entzündungen und Eiterung**

Aconitum, Apisinum, Belladonna, Hepar sulfuris, Lachesis

**Erbrechen**

Arsenicum album, Eupatorium perfoliatum, Nux vomica, Phosphor

**Erkältungskrankheiten → Halsschmerzen, Heiserkeit, Husten, Ohrenschmerzen, Schnupfen**

**Fieberhafter Infekt**
Aconitum, Belladonna, Bryonia, Eupatorium perfoliatum, Ferrum phosphoricum, Gelsemium, Pulsatilla

**Geburtshilfe**
Arnica, Bellis perennis, Phosphor, Staphisagria

**Gelenkbeschwerden, Sehnenbeschwerden**
Bryonia, Rhus toxicodendron, Ruta, Symphytum

**Halsschmerzen, Halsentzündung**
Apisinum, Belladonna, Cantharis, Eupatorium perfoliatum, Hepar sulfuris, Lachesis, Phosphor, Phytolacca

**Harnröhrenentzündung ⟶ Blasenentzündung**

**Hautausschläge**
Apisinum, Cantharis, Hepar sulfuris, Rhus toxicodendron

**Heiserkeit, Kehlkopfentzündung**
Aconitum, Cantharis, Phosphor

**Herpes ⟶ Lippenherpes**

**Hexenschuss ⟶ Rückenschmerzen**

**Husten, Reizhusten**
Aconitum, Arsenicum album, Bryonia, Eupatorium perfoliatum, Ferrum phosphoricum, Hepar sulfuris, Phosphor, Pulsatilla

**Insektenstiche**
Apisinum, Belladonna, Lachesis

**Ischias ⟶ Rückenschmerzen**

**Kopfschmerzen**
Aconitum, Arnica, Belladonna, Bryonia, Gelsemium, Hypericum, Lachesis, Nux vomica, Phosphor

# STICHWORTVERZEICHNIS DER KRANKHEITEN

**Lampenfiebe**r → **Ängste**

**Lebensmittelvergiftung** → **Magenverstimmung**

**Lippenherpes**

Rhus toxicodendron

**Magenverstimmung**

Arsenicum album, Nux vomica, Pulsatilla

**Mittelohrentzündung** → **Ohrenschmerzen**

**Nasenbluten**

Arnica, Ferrum phosphoricum, Phosphor

**Ohrenschmerzen, Mittelohrentzündung**

Aconitum, Apisinum, Belladonna, Chamomilla, Ferrum phosphoricum, Pulsatilla

**Operationsfolgen**

Arnica, Bellis perennis, Nux vomica, Staphisagria

**Prellungen**

Arnica, Bellis perennis, Hypericum, Rhus toxicodendron

**Reizhusten** → **Husten**

**Rückenschmerzen, Hexenschuss, Ischias**

Bryonia, Colocynthis, Lachesis, Rhus toxicodendron

**Säuglingskoliken** → **Dreimonatskoliken**

**Schock und Schreck**

Aconitum, Arnica, Arsenicum album, Belladonna, Gelsemium

**Schleudertrauma** → **Verletzungen**

**Schnittverletzungen** → **Wundbehandlung**

**Schnupfen (allergisch, eitrig, wässrig)**

Arsenicum album, Nux vomica, Pulsatilla

**Sonnenstich**

Belladonna, Bryonia, Gelsemium, Pulsatilla

**Steifer Nacken → Rückenschmerzen**

**Stichwunde → Wundbehandlung**

**Tennisellenbogen → Gelenk- und Sehnenbeschwerden**

**Übelkeit → Bauchschmerzen, → Erbrechen, → Magenverstimmung**

**Verbrennungen → Wundbehandlung**

**Verletzungen**

Arnica, Bellis perennis, Bryonia, Hypericum, Lachesis, Ledum, Phosphor, Rhus toxicodendron, Ruta, Symphytum

**Windpocken**

Belladonna, Cantharis, Ledum, Pulsatilla, Rhus toxicodendron

**Wundbehandlung**

Arnica, Arsenicum album, Cantharis, Hypericum, Lachesis, Ledum, Staphisagria

**Zahnschmerzen**

**- Zahnung**

Belladonna, Chamomilla, Nux vomica, Phytolacca, Pulsatilla

**- Zahnwurzelbruch**

Hypericum

**- Zahnwurzeleiterung**

Hepar sulfuris

**- nach dem Zahnziehen**

Arnica, Bellis perennis, Hypericum, Staphisagria

# BESCHWERDEN, BEI DENEN SIE SICH ODER IHREN KINDERN SELBST HELFEN KÖNNEN

Bindehautentzündungen bei Schnupfen oder durch Wind oder Anstrengung können im ersten Stadium mit homöopathischen Mitteln selbst behandelt werden. Wenn eine solche Entzündung länger als zwei bis drei Tage dauert oder mit Schmerzen, Sehstörungen, Eiterung einhergeht, muss ein Augenarzt aufgesucht werden. Dasselbe gilt für jede Art Augenverletzung. Der Laie kann einen schwerwiegenden Schaden nicht erkennen und nicht ausschließen. Als erste Hilfe bis zum Beginn der augenärztlichen Behandlung sind allerdings bestimmte Arzneien geeignet.

## Beschwerden, die auf ein bestimmtes Heilmittel weisen

**TIP:** Lesen Sie zum Finden des richtigen Mittels bitte auch die detaillierte Arzneimittelbeschreibung ab Seite 68

**Aconitum:**

plötzlich auftretende Bindehautentzündung durch kalten Wind.

**Arsenicum album:**

brennende Schmerzen, die in Wärme besser werden.

**Hepar sulfuris:**

bei beginnender Eiterung.

**Nux vomica:**

Augenbeschwerden während eines Schnupfens, wenn der Schnupfen im Freien besser wird.

**Staphisagria:**

hartes, entzündetes Knötchen am Augenlid (Gerstenkorn).

**Bei Augenverletzungen kann bis zum Eintreffen beim Arzt eine der folgenden Arzneimittel gegeben werden:**

**Arnica:**

bei Bluterguss rund um das Auge.

**Ledum:**

wenn das Auge blutunterlaufen ist und kalte Umschläge den Schmerz lindern, besonders bei Verletzungen durch spitze Gegenstände und Fremdkörper.

**Ruta:**

bei Prellung der Gesichtsknochen mit Schmerzen der Knochenhaut. Ruta hilft auch gut bei Schmerzen nach Überanstrengung der Augen (Nähen, Bildschirmarbeit, Lesen), besonders wenn ein Hitzegefühl „wie glühende Kohlen" darin zu spüren ist.

**Symphytum:**

bei Schlag oder Stoß direkt auf das Auge.

## Ärztliche Hilfe ist nötig bei

- jeder Augenverletzung
- allergischen Entzündungen
- Eiterung und Blutung
- jeder Form von Sehstörung
- allen leichteren Beschwerden, die mehrere Tage anhalten

## Vergleiche auch die Abschnitte

→ Entzündungen und Eiterung, → Schnupfen,
→ Verletzungen.

# BAUCHSCHMERZEN

Alle Schmerzen an inneren Organen sind ernst zu nehmen und müssen ärztlich abgeklärt werden, wenn ihre Ursache nicht bekannt oder nicht als harmlos anzusehen ist.

Magenschmerzen nach schlecht vertragenem Essen sind unter → **Magenverstimmung** behandelt.

Schmerzen im **linken Oberbauch** oder um den Nabel rühren meist vom Darm her; Blähungen oder Verkrampfungen können die Ursache sein.

Schmerzen im **rechten Oberbauch** deuten auf die Gallenwege, quer über den Oberbauch verlaufende Schmerzen auf die Bauchspeicheldrüse hin; hier muss ärztlich untersucht werden.

Wenn der Schmerz im **Mittelbauch** beginnt und sich nach Stunden bis einigen Tagen nach rechts unten verlagert, besteht der Verdacht auf eine Blinddarmentzündung. Sofortige ärztliche Abklärung ist erforderlich.

**Durchfallerkrankungen** sind oft schmerzhaft, für die Wahl des Mittels ist wie immer das Gesamtbild aller Beschwerden entscheidend.

Bei **Koliken** kann bis zum Eintreffen oder Aufsuchen des Arztes eines der folgenden Mittel helfen.

## Beschwerden, die auf ein bestimmtes Heilmittel weisen

TIP: Lesen Sie zum Finden des richtigen Mittels bitte auch die detaillierte Arzneimittelbeschreibung ab Seite 68

**Arsenicum album:**

brennende Schmerzen mit Übelkeit, Brechreiz, Blässe, Durst und ängstlicher Unruhe.

**Bryonia:**

wenn der Schmerz bei der geringsten Bewegung sticht und jede Berührung weh tut; der Kranke will einfach nur seine Ruhe haben.

**Colocynthis:**

schneidende oder stechende Schmerzen, die durch Wärme und starken Gegendruck sowie Beugen und Anziehen der Beine besser werden.

**Nux vomica:**

Übelkeit, Erbrechen und Durchfall als Folgen von üppigem Essen und durchzechter Nacht oder Narkose.

## Ärztliche Hilfe ist nötig bei

- allen Schmerzen, die ungewöhnlich stark sind
- allen Schmerzen, die nicht am selben Tag vergehen
- allen Schmerzen, die wiederholt auftreten
- starkem Erbrechen oder Durchfall mit großem Flüssigkeitsverlust
- Aussetzen der Darmtätigkeit
- vorausgegangenen Operationen im Bauchraum.

## Vergleiche auch die Abschnitte

→ Dreimonatskoliken, → Durchfall, → Erbrechen, → Magenverstimmung.

Jede Bisswunde muss desinfiziert werden, um eingedrungene Krankheitskeime zu beseitigen. Alle größeren und offenen Wunden wie Hundebissverletzungen müssen ärztlich versorgt werden. Nur kleine Wunden kann man selbst behandeln. **Zecken** müssen entfernt werden.

☛ **TIP:** Lesen Sie zum Finden des richtigen Mittels bitte auch die detaillierte Arzneimittelbeschreibung ab Seite 68

## Beschwerden, die auf ein bestimmtes Heilmittel weisen

**Lachesis:**
bei Wunden, die sich leicht entzünden und dunkel verfärben.

**Ledum:**
bei allen Bisswunden, die der Verletzte nicht als überwärmt fühlt und bei denen äußere Kälte gut tut.

## Ärztliche Hilfe ist nötig bei

- allen Bisswunden mit Gewebszerstörung
- allen Entzündungen, die nicht nach ein bis zwei Tagen abklingen oder die sich verstärken

## Vergleiche auch den Abschnitt

→ Wundbehandlung.

# BLASENENTZÜNDUNG, HARNRÖHRENENTZÜNDUNG

Infektionen der Harnwege sind immer ein Hinweis auf eine besondere Anfälligkeit und müssen als chronische Erkrankung ärztlich behandelt werden. Nur bei der einfachen Reizblase durch Verkühlung oder äußere Reizung der Harnröhre ist die Selbstbehandlung möglich.

## Beschwerden, die auf ein bestimmtes Heilmittel weisen

**Cantharis:**
erster Behandlungsversuch bei brennenden Schmerzen nach dem Wasserlassen; hilft es nicht spätestens nach zwei Gaben, muss das Arzneimittel nach den ärztlichen Regeln ausgewählt werden.

**Staphisagria:**
Reizungen der Harnröhre durch äußere Einflüsse (Blasenkatheter, „Flitterwochen-Zystitis").

TIP:
Lesen Sie zum Finden des richtigen Mittels bitte auch die detaillierte Arzneimittelbeschreibung ab Seite 68

## Ärztliche Hilfe ist nötig bei

- allen Entzündungen, die nicht nach ein bis zwei Tagen abklingen
- allen wiederkehrenden Entzündungen
- starken Schmerzen, besonders wenn sie ausstrahlen
- Blut im Urin
- eitrigem Ausfluss aus der Harnröhre.

## Vergleiche auch den Abschnitt

→ Entzündungen.

Ein Bluterguss oder Hämatom entsteht, wenn ein Blutgefäß durch Verletzung oder bei entsprechender Veranlagung (eventuell in Verknüpfung mit blutverdünnenden Medikamenten) zerreißt. Ist eine größere Gewebszerstörung ausgeschlossen, verschwindet ein Bluterguss problemlos von allein. Schneller und mit weniger Schmerzen geht es mit Hilfe homöopathischer Mittel.

☛ TIP: Lesen Sie zum Finden des richtigen Mittels bitte auch die detaillierte Arzneimittelbeschreibung ab Seite 68

## Beschwerden, die auf ein bestimmtes Heilmittel weisen

**Arnica:**
bei jedem Bluterguss durch äußere Verletzung, besonders wenn Schmerzen damit verbunden sind.

**Bellis perennis:**
bei einem größeren Bluterguss in Muskel- oder Drüsengewebe (Oberschenkel, weibliche Brust).

## Ärztliche Hilfe ist nötig bei

- Blutergüssen, die noch Stunden nach der Verletzung an Umfang zunehmen
- Blutergüssen ohne vorausgegangene Verletzung
- größeren Verletzungen oder starken Schmerzen.

## Vergleiche auch die Abschnitte

→ Prellungen, → Verletzungen.

# BRUSTDRÜSENENTZÜNDUNGEN

Während des Stillens kann es zu, meist einseitigen, Entzündungen der Brust kommen, die sehr schmerzhaft sind und manchmal sogar das Abstillen nötig machen. Die Entzündung klingt schneller ab, wenn das Kind weiter an der Brust trinkt, vor dem Stillen die Brust mit einem warmen Umschlag erwärmt wird und nach dem Stillen ein kalter Umschlag oder Quarkwickel aufgelegt wird.

## Beschwerden, die auf ein bestimmtes Heilmittel weisen

**Belladonna:**
bei plötzlich auftretender Rötung mit Schmerz und Hitze.

**Bryonia:**
bei stechenden Schmerzen mit Verschlimmerung durch die kleinste Bewegung oder Berührung.

**Lachesis:**
bei dunkelrot bis bläulich verfärbter Entzündung mit Berührungsempfindlichkeit, meist auf der linken Seite.

**Phytolacca:**
wenn die Brust sehr stark angeschwollen und verhärtet ist; oft strahlt der Schmerz auch in den Rücken aus.

**TIP:**
**Lesen Sie zum Finden des richtigen Mittels bitte auch die detaillierte Arzneimittelbeschreibung ab Seite 68**

## Ärztliche Hilfe oder Beratung durch die Hebamme ist nötig bei

- anhaltenden Beschwerden über mehrere Tage
- Veränderungen der Milch
- hohem Fieber.

## Vergleiche auch den Abschnitt

→ Entzündungen.

# DREIMONATSKOLIKEN

So nennt man die heftigen Bauchschmerzen vieler Säuglinge in den ersten Lebenswochen, weil sie oft nach drei Monaten leichter werden oder verschwinden. Sie sind immer ein ernst zu nehmendes Problem für das Kind und die Eltern und weisen auf eine besondere Anlage. Ihre homöopathische Behandlung ist oft nicht leicht. Nur für den Fall, dass kein homöopathischer Arzt zu erreichen ist, werden die folgenden Arzneimittel vorgeschlagen.

**TIP:** Lesen Sie zum Finden des richtigen Mittels bitte auch die detaillierte Arzneimittelbeschreibung ab Seite 68

## Beschwerden, die auf ein bestimmtes Heilmittel weisen

**Belladonna:**
bei plötzlichem Beginn, wenn sich das Kind nach hinten biegt und einen roten Kopf hat.

**Chamomilla:**
wenn sich das Kind nur durch ständiges Herumtragen beruhigen lässt und trotz intensivster Zuwendung den Kopf wirft und mit den Beinen strampelt.

**Colocynthis:**
wenn das Kind sich krümmt und die Beine anzieht.

**Nux vomica:**
bei zornigem Schreien, Verschlimmerung durch hastiges Trinken und Besserung durch Wärme.

## Ärztliche Hilfe ist nötig bei

- mangelhafter Hilfe durch die angesprochenen Arzneimittel
- häufigen Koliken mit ernsten Schlafstörungen
- mangelnder Gewichtszunahme.

# DURCHFALL

Ein Magen-Darm-Infekt ist nicht selten und klingt, auch wenn er heftig verläuft, in der Regel nach wenigen Tagen ab. Wenn er von Durchfall begleitet ist – oft ist das auch das einzige Symptom –, sollten keine Mittel genommen werden, die die Darmmuskulatur still stellen oder die Darmpassage auf andere Weise verlängern. Die Entleerung des Darms ist nötig, um die Krankheitserreger auszuscheiden. Homöopathische Mittel haben den Vorteil, dass sie den Krankheitsverlauf abkürzen, ohne ihn nachteilig zu verändern.

Durchfall kann auch ein Symptom einer chronischen Darmentzündung sein; dann ist eine Selbstbehandlung nicht möglich.

## Beschwerden, die auf ein bestimmtes Heilmittel weisen

**Arsenicum album:**

Durchfall nach ungewohnter oder verdorbener Nahrung, verbunden mit Übelkeit, brennenden Schmerzen und Unruhe, oft auch mit Frostigkeit. Typischer Beschwerdebeginn für dieses Heilmittel ist die Zeit kurz nach Mitternacht.

**Bryonia:**

bei Auslösung durch ein kaltes Getränk bei heißem Wetter, besonders wenn der Durchfall nach dem Aufstehen beginnt und der Bauch berührungsempfindlich ist.

**TIP:**
**Lesen Sie zum Finden des richtigen Mittels bitte auch die detaillierte Arzneimittelbeschreibung ab Seite 68**

## DURCHFALL

**Chamomilla:**
wenn eine ärgerliche Stimmung vorherrscht und einem gar nichts recht zu machen ist; der Stuhl ist oft übelriechend „wie faule Eier".

### Ärztliche Hilfe ist nötig bei

- über mehrere Tage anhaltendem Durchfall
- großem Flüssigkeitsverlust
- gleichzeitiger Erkrankung von mehreren Personen einer Wohngemeinschaft
- Hinweisen auf eine chronische Darmentzündung.

### Vergleiche auch die Abschnitte

→ Erbrechen, → Magenverstimmung.

## ENTZÜNDUNGEN UND EITERUNG

Zeichen einer Entzündung sind Rötung, Schwellung, Wärme und Schmerz. In der betroffenen Körperregion ist die Durchblutung vermehrt und verlangsamt, es finden Abwehrvorgänge gegen Krankheitserreger statt. Um den Prozess zu vereinfachen und zu beschleunigen, gibt es vielfältige homöopathische Hilfe. Einige häufig gebrauchte Arzneimittel sind im folgenden aufgeführt. Es muss dabei bedacht werden, dass eine Entzündung, die nicht schnell abklingt, das Gewebe zerstören kann. Deshalb sollte ärztliche Hilfe nicht lange aufgeschoben werden.

## Beschwerden, die auf ein bestimmtes Heilmittel weisen

**Aconitum:**

plötzlich auftretende Entzündung bei gleichzeitiger Angst und Unruhe.

**Apisinum:**

wenn die entzündete Körperregion nur blassrot verfärbt ist, die Schwellung weich (teigig) ist und der Schmerz sticht.

**Belladonna:**

plötzlich auftretende Entzündung mit Pulsieren, klopfendem Schmerz und hochroter Verfärbung

**Hepar sulfuris:**

im ersten Stadium einer Eiterung, einer Ansammlung von weißen Blutabwehrzellen und abgetöteten Krankheitserregern.

**Lachesis:**

bei dunkel- bis blauroter Verfärbung; oft ist das betroffene Gebiet auch blutunterlaufen, die Entzündung beginnt, ins umliegende Gewebe überzugehen.

## Ärztliche Hilfe ist nötig bei

- starken Schmerzen
- Entzündungen, die schnell um sich greifen oder nach zwei bis drei Tagen nicht abklingen
- einer beginnenden Lymphbahnentzündung, zu erkennen an einer strichförmigen Rotfärbung

**TIP:**
**Lesen Sie zum Finden des richtigen Mittels bitte auch die detaillierte Arzneimittelbeschreibung ab Seite 68**

- einer Eiterung, die nicht in ein bis zwei Tagen verschwindet.

### Vergleiche auch die Abschnitte

→ Augenbeschwerden, → Blasenentzündung, → Brustdrüsenentzündung, → Fieberhafter Infekt, → Halsschmerzen, → Kehlkopfentzündung, → Ohrenschmerzen, → Verletzungen, → Wundbehandlung.

## ERBRECHEN

Übelkeit und Erbrechen können vielfältige Ursachen haben: Magen-Darm-Infekt, ungewohntes oder verdorbenes Essen, Vergiftungen (z.B. auch Alkohol oder Medikamente), Schaukeln (Reiseübelkeit) oder ein Gefühl von Drehen oder Schwanken, das durch eine Störung in der Halswirbelsäule ausgelöst wird, aber auch eine Kopfverletzung, starke Schmerzen und innere Krankheiten. Die Ursache sollte immer abgeklärt werden.

### Beschwerden, die auf ein bestimmtes Heilmittel weisen

TIP: Lesen Sie zum Finden des richtigen Mittels bitte auch die detaillierte Arzneimittelbeschreibung ab Seite 68

**Arsenicum album:**
Erbrechen, das meist kurz nach Mitternacht beginnt, eventuell von verdorbener Nahrung ausgelöst wurde und von Unruhe begleitet ist; typisch ist dabei auch großer Durst, aber das Getrunkene wird sofort wieder erbrochen.

**Eupatorium perfoliatum:**

bei Erbrechen zu Beginn eines Fieberinfekts mit Verlangen nach kalten Getränken oder Eis.

**Phosphor:**

weniger Unruhe, fast sogar ungetrübte Stimmung; das kalte Wasser, auf das man so großen Durst hat, wird erst fünf Minuten später wieder erbrochen, dann wenn es sich erwärmt hat.

## Ärztliche Hilfe ist nötig bei

- starkem Erbrechen, das nicht innerhalb weniger Stunden oder nach vier- bis fünfmal aufhört
- großem Flüssigkeitsverlust
- gleichzeitiger Erkrankung von mehreren Personen einer Wohngemeinschaft
- Hinweisen auf eine innere Krankheit.

## Vergleiche auch die Abschnitte

→ Durchfall,

→ Magenverstimmung.

Fast alle Krankheitserreger können Fieber hervorrufen. Begleitsymptome wie Schnupfen und Husten, Übelkeit und Durchfall, Schmerzen usw. können oft die Art der Erkrankung zeigen, aber auch vollkommen fehlen.

Fieber ist bei Infektionen ein natürlicher Heilungsvorgang. Die Körperabwehr läuft auf Hochtouren, viele Erreger überleben diese höhere Temperatur nicht. Daher ist es nicht sinnvoll, Fieber sofort zu senken, auch nicht mit Wadenwickeln oder ähnlichem. Nur bei schwacher Konstitution, der seltenen Anlage zu Fieberkrämpfen, Verdacht auf exotische Infektion (z.B. nach einer Reise) oder Schwächung infolge mangelnder Flüssigkeitszufuhr ist Gefahr im Verzug und ärztliche Hilfe nötig.

☛ TIP: Lesen Sie zum Finden des richtigen Mittels bitte auch die detaillierte Arzneimittelbeschreibung ab Seite 68

## Beschwerden, die auf ein bestimmtes Heilmittel weisen

**Aconitum:**

sehr plötzlich auftretende Beschwerden mit starker Angst und Unruhe, wenn noch dazu das rote Gesicht beim Aufrichten blass wird, eventuell sogar als Auslöser kalter Wind infrage kommt.

**Belladonna:**

sehr plötzlich auftretendes Fieber („eben noch gesund"), wenn Gesichtsröte, pochende Schmerzen, Verlangen nach Bettruhe und Ängstlichkeit bestehen; der Kopf ist heiß, Hände und Füße sind kalt.

**Eupatorium perfoliatum:**

wenn die Glieder und Knochen weh tun wie zerschlagen, bei großem Durst auf Kaltes.

**Ferrum phosphoricum:**

wenn das Allgemeinbefinden wenig beeinträchtigt ist; die Kinder spielen trotz hohem Fieber wie immer; Blässe und Röte wechseln schnell ab; oft besteht auch Nasenbluten, oder es treten im weiteren Verlauf Ohrenschmerzen auf.

**Gelsemium:**

bei extremer Schwäche, Nacken-Stirn-Kopfschmerzen, schweren Lidern und Durstlosigkeit; die Beschwerden entwickeln sich langsam.

**Pulsatilla:**

Unzufriedenheit mit Jammern, welches bei Trost sofort aufhört, verbunden mit Durstlosigkeit und dem Verlangen nach frischer Luft. Kinder zeigen deutlich, dass sie nicht allein sein wollen, sind anhänglich und weinen leicht.

## Ärztliche Hilfe ist nötig bei

- Verdacht auf unbekannte, exotische Infektion
- über mehrere Tage anhaltendem Fieber
- Flüssigkeitsverlust
- großen Schmerzen oder extremer Schwäche
- vorangegangenen Fieberkrämpfen

## Vergleiche auch die Abschnitte

→ Halsschmerzen, → Heiserkeit, → Husten,
→ Ohrenschmerzen, → Schnupfen.

Schwangerschaft und Geburt sind natürliche Vorgänge, die fachkundige Beobachtung und Begleitung brauchen, aber nicht unbedingt Medikamente. Bei fast allen damit verbundenen Gesundheitsproblemen gehört aber die Homöopathie zu den geeignetsten Methoden, weil ihre Arzneimittel, regelgerecht angewendet, weder der werdenden Mutter noch dem Ungeborenen schaden.

Als Vorbeugung vor Komplikationen während der Entbindung werden vielerorts homöopathische Mittel nach festem Schema empfohlen. Davon ist immer abzuraten. Jede Schwangere braucht, wie jeder Patient auch, eine individuelle Behandlung. Eine längere Einnahme von nicht angezeigten homöopathischen Mitteln kann zu Arzneisymptomen im Sinne unerwünschter Nebenwirkungen führen.

## Beschwerden, die auf ein bestimmtes Heilmittel weisen

**TIP:** Lesen Sie zum Finden des richtigen Mittels bitte auch die detaillierte Arzneimittelbeschreibung ab Seite 68

**Arnica:**

zur Vorbeugung vor befürchteten Blutungen während der Geburt, wenn Hinweise auf dieses Risiko bestehen, in einmaliger Gabe bei Wehenbeginn. Nach der Entbindung bei anhaltenden Blutungen.

**Bellis perennis:**

bei starkem Prellungsgefühl im Unterleib.

**Phosphor:**

bei anhaltender heller Blutung nach der Entbindung.

**Staphisagria:**

bei Schnittverletzungen (Damm- oder Kaiserschnitt).

### Hilfe von Hebamme und Arzt ist nötig bei

- jeder Schwangerschaft und jeder Entbindung
- allen damit zusammenhängenden Komplikationen
- allen Blutungen
- allen Schmerzen, die länger als wenige Tage bestehen
- Fieber im Wochenbett.

### Vergleiche auch die Abschnitte

→ Brustdrüsenentzündung, → Operationsfolgen, → Verletzungen.

## GELENKBESCHWERDEN, SEHNENBESCHWERDEN

Auch kleinere Verletzungen oder Überlastungen können zu unangenehmen Schmerzen am Bewegungssystem führen, obwohl sie meist harmlos sind. Sie sind eine Domäne der Selbstbehandlung mit homöopathischen Mitteln. Ruhe soll nur eingehalten werden, solange der Schmerz Bewegungen nicht zulässt. Bei beginnender Besserung ist vorsichtiges Bewegen viel besser als erzwungenes Stillhalten.

☛ TIP: Lesen Sie zum Finden des richtigen Mittels bitte auch die detaillierte Arzneimittelbeschreibung ab Seite 68

## Beschwerden, die auf ein bestimmtes Heilmittel weisen

**Bryonia:**

Schwellung, die bei jeder Bewegung stechend schmerzt, Besserung durch Ruhe.

**Rhus toxicodendron:**

bei Folgen von kurzer oder längerer Überanstrengung in Verbindung mit Verkühlung, wenn Ruhe verschlimmert und leichte Bewegung bessert.

**Ruta:**

nach längerer Belastung der Sehnen durch ungewohnte Tätigkeiten, besonders am Handgelenk, auch bei Sehnenzerrungen wichtigstes Mittel.

**Symphytum:**

wenn auch die Knochenhaut gereizt ist.

## Ärztliche Hilfe ist nötig bei

- innerer Blutung und auftretenden Blutergüssen (sie können auf einen Knochenbruch hinweisen)
- Unfähigkeit, die betroffenen Gelenke zu bewegen
- über mehrere Tage gleichbleibenden Schmerzen
- starker Schwellung.

## Vergleiche auch die Abschnitte

→ Prellungen, → Verletzungen.

# HALSSCHMERZEN, HALSENTZÜNDUNG

Eine akute Halsentzündung ist meist von Anfang an schmerzhaft, zumindest beim Schlucken, und oft einseitig, was schon Hinweis auf bestimmte Arzneimittel sein kann. Auch die Verbesserung oder Verschlechterung durch Wärme und Kälte sowie der tageszeitliche Verlauf führen zum geeigneten Medikament. Im Folgenden sind nur einige Arzneien aufgeführt. Wenn keines davon auf den akuten Fall passt, nehmen Sie ärztliche Hilfe in Anspruch.

Halsschmerz ist oft Begleitsymptom einer Grippeerkrankung, manchmal auch erstes Zeichen einer Angina (meist durch Streptokokken ausgelöst) oder der Mononukleose, dem Pfeiffer'schen Drüsenfieber.

## Beschwerden, die auf ein bestimmtes Heilmittel weisen

**Apisinum:**

bei blasser Rötung, stechendem Schmerz und Durstlosigkeit.

**Belladonna:**

plötzlicher Beginn mit starker Rötung und klopfendem Schmerz.

**Cantharis:**

Reizbarkeit, brennende oder scharf stechende Schmerzen.

**Hepar sulfuris:**

bei Verbesserung durch Wärme, allgemeiner Reizbarkeit und eitrigem Schnupfen.

**TIP:**
**Lesen Sie zum Finden des richtigen Mittels bitte auch die detaillierte Arzneimittelbeschreibung ab Seite 68**

# HALSSCHMERZEN, HALSENTZÜNDUNG

**Lachesis:**

der Schmerz beginnt links, verbunden mit dunkler Rötung und Empfindlichkeit des Halses auf Druck (Kragen) und Wärme.

**Phosphor:**

brennende Schmerzen mit Heiserkeit, trockenem Husten und Durst auf kaltes Wasser.

**Phytolacca:**

bei rechtsseitiger Halsentzündung mit Ausstrahlung der Schmerzen in Rücken und Schulter und Durst auf Kaltes.

## Ärztliche Hilfe ist nötig bei

- über mehrere Tage anhaltenden Schmerzen
- hohem Fieber
- schwerer Schluckbehinderung
- Eiterstippchen auf den Mandeln.

## Vergleiche auch die Abschnitte

→ Entzündungen, → Fieberhafter Infekt,
→ Heiserkeit.

# HAUTAUSSCHLÄGE

Ein allergischer Hautausschlag zeigt sich meist als juckende Flecken oder als Quaddeln, also kleine oder größere angeschwollene Bezirke. Wenn der Auslöser (das Allergen) nicht mehr einwirkt, verschwindet der Ausschlag von allein. Ansonsten muss nach der Ursache gesucht werden, um sie abzustellen.

Hauterscheinungen bei trockener Haut, Risse oder nässende Bezirke sprechen für eine chronische Anlage, hier ist jede Selbstbehandlung zu unterlassen.

Einseitige gürtelförmig begrenzte Gruppen kleiner Bläschen, vor deren Auftreten schon Schmerzen vorhanden sind, könnten eine Gürtelrose (Herpes zoster) sein; hierbei ist ebenso der Arzt zu konsultieren wie bei kreisförmigen Flecken mit Randwall, meist durch einen Pilz ausgelöst.

Akne, Furunkel und andere eitrige Erscheinungen (Haarbalg- oder Schweißdrüsenentzündungen, bakteriell infizierte Ausschläge) und Geschwüre müssen ebenfalls ärztlich behandelt werden.

Meist ist ein Hautausschlag nur die Spitze des Eisbergs, dahinter steckt eine tiefer liegende Krankheit; Selbstbehandlung ist ungeeignet.

## Beschwerden, die auf ein bestimmtes Heilmittel weisen

**Apisinum:**

bei blassen, juckenden Quaddeln, als kurzfristiger Behandlungsversuch, das heißt für ein bis zwei Tage.

**Cantharis:**

bei brennenden Bläschen.

**TIP:**
**Lesen Sie zum Finden des richtigen Mittels bitte auch die detaillierte Arzneimittelbeschreibung ab** **Seite 68**

# HAUTAUSSCHLÄGE

**Rhus toxicodendron:**
bei juckenden Bläschen.

## Ärztliche Hilfe ist nötig bei

- allen Ausschlägen mit Fieber oder anderen schweren Begleiterscheinungen
- allen Ausschlägen, die länger als drei bis fünf Tage bestehen
- zerstörter Hautoberfläche
- Eiterungen.

## Vergleiche auch die Abschnitte

→ Entzündungen, → Insektenstiche,
→ Wundbehandlung.

# HEISERKEIT, KEHLKOPFENTZÜNDUNG

Nach Überanstrengung der Stimme oder während eines akuten Infekts mit Husten klingt Heiserkeit nach ein bis zwei Tagen ab. Je nach Neigung helfen kalte oder warme Getränke, in jedem Fall aber Schweigen.

Lauter, bellender Husten mit hörbarem Atemgeräusch muss fachgerecht therapiert werden und darf nur vorläufig, notfallmäßig selbst behandelt werden.

Anhaltende Heiserkeit deutet auf schwerere Erkrankungen hin, der Facharzt muss gefragt werden.

# HEISERKEIT, KEHLKOPFENTZÜNDUNG

## Beschwerden, die auf ein bestimmtes Heilmittel weisen

**Aconitum:**

plötzliche Heiserkeit und lautes Atmen, welches nachts nach einem windigen Tag beginnt.

**Cantharis:**

bei brennenden Schmerzen, die sich durch Kälte und Berührung verschlimmern.

**Phosphor:**

Heiserkeit nach Überanstrengung der Stimme, mit brennenden Schmerzen und Durst auf kaltes Wasser bei trockenem Husten.

## Ärztliche Hilfe ist nötig bei

- Heiserkeit, die länger als ein bis zwei Tage anhält
- Atemnot
- starken Schmerzen.

## Vergleiche auch die Abschnitte

→ Fieberhafter Infekt, → Halsschmerzen, → Husten.

☛

**TIP:**
**Lesen Sie zum Finden des richtigen Mittels bitte auch die detaillierte Arzneimittelbeschreibung ab Seite 68**

Wenn die Stimmbänder oder die Luftröhre durch Schleim, Rauch oder Anspannung gereizt werden, entsteht Husten. Er hat die Funktion, die Luftröhre zu reinigen. Erst wenn er schmerzhaft oder trocken wird oder den Schlaf stört, muss er behandelt werden. Husten, der länger als eine Woche anhält oder bei jeder Erkältung wiederkommt, deutet auf eine tiefer liegende Krankheit.

Das passende homöopathische Arzneimittel für eine Bronchitis zu finden, ist für Laien oft sehr schwierig. Von den vielen infrage kommenden Mitteln ist hier nur eine geringe Auswahl aufgeführt.

☛ TIP: Lesen Sie zum Finden des richtigen Mittels bitte auch die detaillierte Arzneimittelbeschreibung ab Seite 68

## Beschwerden, die auf ein bestimmtes Heilmittel weisen

**Aconitum:**

Husten nach Mitternacht, mit großem Durst, Unruhe und Angst, meist nur im Anfangsstadium.

**Arsenicum album:**

Husten nach Mitternacht, mit großem Durst, Unruhe und Angst, bei anhaltenden Beschwerden.

**Bryonia:**

bei großem Durst auf Kaltes, brennenden Schmerzen, wenn der Kranke extrem reizbar ist und nur seine Ruhe haben will; die schmerzende Brust hält er beim Husten mit den Händen.

**Ferrum phosphoricum:**

ebenfalls ein Mittel für das Anfangsstadium; der Reizhusten ist quälend, dabei kann ungewollt Urin abgehen. Oft ist der Auswurf leicht blutig, der Puls gut spürbar, schnell, aber nicht hart.

**Hepar sulfuris:**

Husten in den Morgenstunden, ob trocken oder mit schleimigem Auswurf, begleitet von Atemnot, Wärmebedürfnis und schlechter Laune.

**Phosphor:**

bei großem Durst auf Kaltes, brennenden Schmerzen und relativ guter Laune trotz Schwäche.

**Pulsatilla:**

Husten, der die Nachtruhe stört, mit dickem gelblichen Auswurf, weinerlicher Stimmung und Verlangen nach frischer Luft; trotz trockener Schleimhäute besteht kein Durst.

## Ärztliche Hilfe ist nötig bei

- anhaltendem Husten über mehr als eine Woche
- hohem Fieber
- anhaltender Atemnot
- starken Schmerzen, besonders wenn sie in einem begrenzten Bereich auftreten.

## Vergleiche auch die Abschnitte

→ Fieberhafter Infekt, → Halsschmerzen, → Heiserkeit, → Schnupfen.

Am Stich der Biene lässt sich das Prinzip der Homöopathie besonders gut erklären: Beim Stich schreit man auf, es schmerzt stechend, die nachfolgende Schwellung ist blassrot, „teigig", also nur direkt über Knochen hart, Berührung ist kaum zu ertragen, Kühlen hilft. Wenn ein Stich, egal von welchem Insekt, diese Charakteristik hat, hilft Apisinum, das potenzierte Bienengift. Selbst bei einer bekannten Bienengiftallergie sollte Apisinum noch vor dem Eintreffen beim Arzt wiederholt (alle 5-10 Minuten) gegeben werden – der Erfolg ist verblüffend.

Auch Zwiebelsaft kann eine Art Nesselausschlag hervorrufen, der stechend schmerzt. Nach einem Insektenstich wirkt er, durch eine frisch aufgelegte Zwiebelscheibe, entzündungshemmend und schmerzlindernd; die wirksamste Sofortmaßnahme.

☛ TIP: Lesen Sie zum Finden des richtigen Mittels bitte auch die detaillierte Arzneimittelbeschreibung ab Seite 68

## Beschwerden, die auf ein bestimmtes Heilmittel weisen

**Apisinum:**

Die Symptome sind oben beschrieben.

**Belladonna:**

bei hochroter harter Schwellung mit Pochen.

**Lachesis:**

bei bläulicher Verfärbung.

## Ärztliche Hilfe ist nötig bei

- Stichen in Zunge oder Mundschleimhaut
- allergischer Reaktion des gesamten Organimus

mit Schwäche, schnellem Puls, Zungenschwellung und Atemnot
- Entzündungen mit streifenförmiger Rötung der Lymphbahn.

### Vergleiche auch den Abschnitt

→ Stichwunden.

## KOPFSCHMERZEN

Die vielfältigsten Ursachen können Kopfschmerzen hervorrufen. Nur bei einer bekannten harmlosen Ursache ist eine Selbstbehandlung möglich. Alle chronischen Kopfschmerzen müssen ärztlich behandelt werden.

### Beschwerden, die auf ein bestimmtes Heilmittel weisen

**Arnica:**

Ist eine Kopfprellung die Ursache von Schmerzen und eine weitergehende Schädigung ausgeschlossen, kann Arnica bei Zerschlagenheitsschmerz gegeben werden.

**Hypericum:**

bei ziehenden, ausstrahlenden Schmerzen. Die Kopfschmerzbehandlung bei Fieber braucht andere Mittel, meist entscheiden die Begleitsymptome die Wahl:

**Aconitum:**

bei ausgeprägter Ängstlichkeit und Unruhe.

**TIP:**
**Lesen Sie zum Finden des richtigen Mittels bitte auch die detaillierte Arzneimittelbeschreibung ab Seite 68**

**Belladonna:**

bei rotem Gesicht und pochendem Schmerz.

**Bryonia:**

bei stechenden Schmerzen mit großem Ruhebedürfnis und Reizbarkeit.

**Gelsemium:**

bei extremer Schwäche und Durstlosigkeit.

**Lachesis:**

bei linksseitigen Schmerzen, die nach dem Schlaf einsetzen.

**Phosphor:**

bei brennenden Schmerzen nach Überanstrengung.

## Ärztliche Hilfe ist nötig bei

- allen Kopfschmerzen, die mehrere Tage anhalten oder sich im Lauf weniger Tage verstärken
- allen chronischen oder periodischen Schmerzen (z.B. Migräne)
- anhaltenden Begleitbeschwerden wie Übelkeit, Sehstörungen, Schläfrigkeit usw.

## Vergleiche auch die Abschnitte

→ Fieberhafter Infekt, → Prellung,
→ Sonnenstich.

# LIPPENHERPES

Die so genannten Fieberbläschen auf der Lippe werden durch ein Herpesvirus hervorgerufen, welches nach Erstansteckung in den Hautzellen verbleibt und bei Abwehrschwäche aktiviert wird. Daher ist der wiederkehrende Lippenherpes als chronische Krankheit anzusehen, eine Selbstbehandlung scheidet aus.

Ist einmal das Heilmittel gefunden, kann es bei den ersten Symptomen eines Rückfalls direkt eingenommen werden.

## Beschwerden, die auf ein bestimmtes Heilmittel weisen

Zu den vielen „Herpesmitteln" gehört auch Rhus toxicodendron. Es wirkt bei juckenden Bläschen mit Besserung durch Wärme und begleitender Unruhe.

**TIP:** Lesen Sie zum Finden des richtigen Mittels bitte auch die detaillierte Arzneimittelbeschreibung ab Seite 68

## Ärztliche Hilfe ist nötig bei

- jedem Lippenherpes, der wiederholt auftritt.

# MAGENVERSTIMMUNG

Der Magen kann durch üppige, ungewohnte, verdorbene oder zu kalte Speisen und Getränke sowie durch Aufregung und seelische Belastung verstimmt werden. Bei psychischen Hintergründen scheidet eine Selbstbehandlung aus.

☛ TIP: Lesen Sie zum Finden des richtigen Mittels bitte auch die detaillierte Arzneimittelbeschreibung ab Seite 68

## Beschwerden, die auf ein bestimmtes Heilmittel weisen

**Arsenicum album:**
bei Übelkeit oder Druckgefühl nach verdorbenen Mahlzeiten, besonders nach Fisch oder Fleisch.

**Nux vomica:**
bei Übelkeit oder Druckgefühl nach Alkohol oder Überessen.

**Pulsatilla:**
bei Übelkeit oder Druckgefühl nach sehr fettem Essen oder Eiskrem.

## Ärztliche Hilfe ist nötig bei

- anhaltendem Erbrechen
- gleichzeitiger Erkrankung von mehreren Personen einer Wohngemeinschaft
- starken Schmerzen

## Vergleiche auch die Abschnitte

→ Durchfall, → Erbrechen.

# NASENBLUTEN

Meist ist Bluten aus der Nase nur lästig, aber nicht gefährlich. Gerade bei Kindern tritt es nicht selten auf,

## NASENBLUTEN

muss aber differenziert mit einem individuell gewählten Mittel behandelt werden. Nur im Notfall ist eine erste Selbstbehandlung sinnvoll. Wichtigste Maßnahme ist das feste Zudrücken der betroffenen Nasenseite für mehrere Minuten, Hochhalten der Nase (Kopfrücklage) und ein kalter Umschlag im Nacken helfen zusätzlich.

### Beschwerden, die auf ein bestimmtes Heilmittel weisen

**Arnica:**

bei Blutungen nach einer Verletzung.

**Ferrum phosphoricum:**

Nasenbluten während einer Fiebererkrankung.

**Phosphor:**

bei hellen Blutungen.

**TIP:** Lesen Sie zum Finden des richtigen Mittels bitte auch die detaillierte Arzneimittelbeschreibung ab Seite 68

### Ärztliche Hilfe ist nötig bei

- Nasenbluten, das über eine Viertelstunde anhält
- häufig wiederkehrendem Nasenbluten

## OHRENSCHMERZEN, MITTELOHRENTZÜNDUNG

Die Ursachen von Ohrenschmerzen sind meist Wasseransammlung oder Sekretstau im Mittelohr bei Anschwellung der Ohrtube, welche zum Nasenrachenraum führt, oder eine Entzündung des Mittelohrs, die der Arzt an einem geröteten Trommelfell erkennen kann. Etwa die Hälfte dieser Entzündungen werden durch Viren hervorgerufen. Oft hilft die Anwendung von Wärme. Das passende homöopathische Mittel heilt die Erkrankungen in kürzester Zeit aus.

**TIP:** Lesen Sie zum Finden des richtigen Mittels bitte auch die detaillierte Arzneimittelbeschreibung ab Seite 68

## Beschwerden, die auf ein bestimmtes Heilmittel weisen

**Aconitum:**

plötzlich in der Nacht auftretende Ohrenschmerzen, verbunden mit Ängstlichkeit, eventuell nach einem vorausgegangenen windigen Tag.

**Apisinum:**

bei rechtsseitigen Ohrenschmerzen, die so stark stechen, dass man aufschreit, und bei denen jede Berührung des Ohrs verschlimmert.

**Belladonna:**

wenn die Ohrenschmerzen nachmittags oder abends plötzlich beginnen und von Fieber und Gesichtsröte mit kalten Händen und Füßen begleitet sind.

**Chamomilla:**

bei rechtsseitigen Ohrenschmerzen mit Unruhe und äußerster Reizbarkeit; das erkrankte Kind will ständig etwas anderes haben und ist mit nichts zufrieden.

**Ferrum phosphoricum:**

fieberhafter Infekt mit Schnupfen über mehrere Tage, dem jetzt Ohrenschmerzen folgen.

## OHRENSCHMERZEN, MITTELOHRENTZÜNDUNG

**Pulsatilla:**

weinerliche Kranke, die sich schnell trösten lassen; ihnen hilft auch frische Luft und etwas Bewegung, Durst haben sie nicht; der begleitende Schnupfen ist rahmig-gelb.

### Ärztliche Hilfe ist nötig bei

- starken Schmerzen, die viele Stunden anhalten
- Ausfluss aus dem Ohr
- Verlagerung der Schmerzen hinter das Ohr
- wiederholten Mittelohrentzündungen

### Vergleiche auch die Abschnitte

Entzündungen und Eiterung, Fieberhafter Infekt, Schnupfen.

## OPERATIONSFOLGEN

Abgesehen von der Grundkrankheit, die zur Operation geführt hat, können Schmerzen, Blutungen und Wundheilungsstörungen nach jedem Eingriff auftreten. Hier helfen homöopathische Mittel, Komplikationen zu vermeiden.

☛

TIP:
Lesen Sie zum Finden des richtigen Mittels bitte auch die detaillierte Arzneimittelbeschreibung ab Seite 68

## Beschwerden, die auf ein bestimmtes Heilmittel weisen

**Arnica:**

einmalige Gabe vor und mehrmalige Gabe nach jeder größeren Operation, auch vor dem Ziehen eines Zahns; Blutungen können dadurch verhindert und die Abheilung gefördert werden.

**Bellis perennis:**

nach Operationen im Unterleib, an der weiblichen Brust und im Bereich größerer Muskeln, wenn Schmerzen länger anhalten oder ein Bluterguss auftritt.

**Nux vomica:**

Übelkeit, Erbrechen und anhaltende Schwäche oder „Kater" nach der Narkose.

**Staphisagria:**

bei Schnittwunden und nach jeder Operation, bei denen die Wunde nicht gut heilt.

## Ärztliche Hilfe ist nötig bei

- Blutungen
- Eiterung der Wunde
- erneutem Aufreißen der Wunde
- Fieber und anhaltender Schwäche nach einer Operation.

## Vergleiche auch die Abschnitte

→ Bluterguss, → Geburtshilfe, → Prellungen, → Verletzungen.

# PRELLUNGEN

So genannte stumpfe Verletzungen, bei denen äußerlich außer einer Beule nichts zu sehen ist, nennt man Prellungen. Dabei können innere Verletzungen auftreten, die man zunächst nicht einschätzen kann. Deshalb ist, wenn solche Verletzungen nicht auszuschließen sind, eine ärztliche Untersuchung notwendig.

## Beschwerden, die auf ein bestimmtes Heilmittel weisen

**Arnica:**

das wichtigste Mittel für fast jede Art von Prellung, auch bei Schädelprellung.

**Bellis perennis**

bei Verletzungen der Weichteile (Muskeln, Drüsengewebe) und des Unterleibs.

**Hypericum:**

nach einer Schädel- oder Wirbelsäulenprellung, wenn starke ziehende Schmerzen und nervöse Beschwerden bestehen.

**Rhus toxicodendron:**

wenn gleichzeitig Sehnen oder Muskeln gezerrt sind, oft auch in der Folge von Arnica.

## Ärztliche Hilfe ist nötig bei

- jedem Verdacht auf innere Verletzung
- über mehrere Tage zunehmenden Schmerzen
- starken Begleiterscheinungen.

**TIP:**
**Lesen Sie zum Finden des richtigen Mittels bitte auch die detaillierte Arzneimittelbeschreibung ab Seite 68**

## PRELLUNGEN

### Vergleiche auch die Abschnitte

→ Bluterguss, → Verletzungen.

## RÜCKENSCHMERZEN, HEXENSCHUSS, ISCHIAS

Wenn diese Beschwerden nicht durch eine Verletzung ausgelöst werden, handelt es sich um chronische Prozesse, die lange Zeit unbemerkt verliefen, bis sie schließlich – scheinbar plötzlich und akut – Schmerzen hervorrufen. Eine Selbstbehandlung ist daher nur notfallmäßig zu Beginn möglich.

☛ **TIP:** **Lesen Sie zum Finden des richtigen Mittels bitte auch die detaillierte Arzneimittelbeschreibung ab Seite 68**

### Beschwerden, die auf ein bestimmtes Heilmittel weisen

**Bryonia:**

ziehende oder brennende Schmerzen, die totale Ruhe verlangen und durch jede Berührung schlimmer werden, fester Druck allerdings bessert.

**Colocynthis:**

krampfartige oder ziehende Schmerzen, ausstrahlend, gebessert durch Druck und Wärme, besonders wenn ein Ärger den Patienten gekränkt hatte.

**Lachesis:**

bei plötzlich morgens auftretenden Hüftschmerzen, die bis ins Knie ausstrahlen und durch Wärme und Berührung nur schlimmer werden.

# RÜCKENSCHMERZEN, HEXENSCHUSS; ISCHIAS

**Rhus toxicodendron:**

nach Überanstrengung und Verkühlung, vor allem, wenn Bewegung bessert und keine Stellung lange ausgehalten wird. Auch beim steifen Nacken kann es zur Erstbehandlung gegeben werden.

## Ärztliche Hilfe ist nötig bei

- über mehrere Tage anhaltenden Schmerzen
- zunehmender Unbeweglichkeit
- Störungen der Hautempfindung (Sensibilität)
- Lähmungserscheinungen.

## Vergleiche auch die Abschnitte

→ Gelenkbeschwerden, → Verstauchung.

# SCHNUPFEN

Absonderung oder Verstopfung der Nase werden meistens durch Infekt, manchmal auch allergisch ausgelöst. So unterschiedlich wie die Erscheinungsformen sind auch die angemessenen homöopathischen Mittel. Gute Kenntnisse der Homöopathie sind erforderlich. Unter den 25 Mitteln der Notfallapotheke sind einige wenige „Schnupfenmittel" enthalten.

TIP:
Lesen Sie zum Finden des richtigen Mittels bitte auch die detaillierte Arzneimittelbeschreibung ab Seite 68

## Beschwerden, die auf in bestimmtes Heilmittel weisen

**Arsenicum album:**

bei wässrigem Schnupfen mit Brennen der Nase und der Augen.

**Nux vomica:**

nächtlicher Stockschnupfen, der tagsüber im Freien ins Fließen kommt.

**Pulsatilla:**

bei rahmig-gelbem Schnupfen, deutlicher Besserung in frischer Luft und Durstlosigkeit.

## Ärztliche Hilfe ist nötig bei

- über Wochen anhaltendem Schnupfen
- wiederkehrendem Schnupfen
- schwereren Begleiterscheinungen.

## Vergleiche auch die Abschnitte

→ Entzündungen, → Fieberhafter Infekt, → Halsschmerzen, → Husten.

# SCHOCK UND SCHRECK, ÄNGSTE UND AUFREGUNG

Meistens stehen Ängste am Ende einer längeren Entwicklung, die von seelischem Schock, schwerwiegenden Kränkungen, schlimmen Erfahrungen oder großer Selbstunsicherheit ihren Ausgang nehmen. In solchen Fällen ist eine Selbstbehandlung nicht möglich.

Bei Ängsten vor bestimmten Ereignissen, nach einem kurz zurückliegenden Schreck oder während einer akuten Erkrankung, zum Beispiel bei Fieber, findet sich eventuell eine Arznei in der Notfallapotheke.

## Beschwerden, die auf ein bestimmtes Heilmittel weisen

**Aconitum:**

Angst in direkter Folge eines großen Schrecks, bei dem man „den Tod vor Augen" hatte, mit schneller Atmung, Zittern, Panikzustand. Angst während eines hohen Fiebers, wenn der Kranke, meist in der Nacht, übertriebene Angst um sein Leben hat („ich muss sterben").

**Arnica:**

m Vordergrund steht der Eindruck der eigenen Verletzung, verbunden mit heißem Kopf und kaltem Körper.

**Arsenicum album:**

Angst während eines hohen Fiebers, wenn der Kranke keine Ruhe findet und sich ständig bewegen oder herumlaufen muss und nicht allein sein kann.

**Belladonna:**

Angst während eines hohen Fiebers, wenn sie mit schrecklichen Fantasien oder Träumen verbunden ist.

**TIP:**
**Lesen Sie zum Finden des richtigen Mittels bitte auch die detaillierte Arzneimittelbeschreibung ab Seite 68**

## SCHOCK UND SCHRECK, ÄNGSTE UND AUFREGUNG

**Gelsemium:**

Angst vor einem besonderen Ereignis, einem Besuch oder einer Prüfung, verbunden mit einem Schwächegefühl und Konzentrationsschwierigkeiten, einer geistigen Leere.

### Ärztliche Hilfe ist nötig bei

- allen chronischen Ängsten
- allen akuten Ängsten, die nicht in wenigen Stunden nach der Mittelgabe nachlassen
- großer Unruhe
- zusätzlichen schwerwiegenden Beschwerden
- Neigung zu unkontrollierten Handlungen.

## SONNENSTICH

Bei zu langem Aufenthalt in der Sonne kann es zu Kopfschmerzen mit Übelkeit, Schwäche und Pulsbeschleunigung kommen. Erste Maßnahme ist die Abkühlung im Schatten, liegend mit hochgelagerten Beinen. Je nach Ausprägung der Beschwerden sind verschiedene homöopathische Mittel hilfreich.

## Beschwerden, die auf ein bestimmtes Heilmittel weisen

**Belladonna:**

rotes Gesicht und pochende Schmerzen.

**Bryonia:**

stechende Schmerzen und Reizbarkeit.

**Pulsatilla:**

bei Verlangen nach Zuspruch und Gesellschaft sowie Durstlosigkeit.

**Gelsemium:**

schwach und zittrig, roter Kopf mit Schwindel, Schmerzen im Hinterkopf.

## Ärztliche Hilfe ist nötig bei

- Kreislaufkollaps
- heftigem Erbrechen
- über mehrere Stunden anhaltenden Schmerzen.

## Vergleiche auch den Abschnitt

→ Kopfschmerzen.

**TIP:**
**Lesen Sie zum Finden des richtigen Mittels bitte auch die detaillierte Arzneimittel-beschreibung ab Seite 68**

Die äußeren Verletzungen sind im Abschnitt Wundbehandlung besprochen. Hier geht es um Schäden, die im tiefer liegenden Gewebe auftreten. Zunächst müssen gravierende Folgen – anhaltende Blutungen, Zerreißung von Sehnen, Muskeln, inneren Organen (Milz, Nieren), Knochenbrüche – ausgeschlossen werden. Das homöopathische Mittel wird nach Ursache, betroffenem Gewebe, Schmerzart und verschlechternden Einflüssen ausgewählt.

☛ **TIP:** **Lesen Sie zum Finden des richtigen Mittels bitte auch die detaillierte Arzneimittelbeschreibung ab Seite 68**

## Beschwerden, die auf ein bestimmtes Heilmittel weisen

Die Hinweise auf homöopathische Mittel sind in den folgenden Tabellen zusammengefasst.

| | | |
|---|---|---|
| Verletzungsursache | Stoß, Schlag (⟶ Prellungen) | Arnica, Bellis perennis Hypericum, Ruta |
| | Zerrung, Verstauchung | Bryonia Rhus toxicodendron, Ruta |
| | Überanstrengung | Arnica, Bellis perennis, Rhus toxicodendron, |

## VERLETZUNGEN

| | | |
|---|---|---|
| Verletze Organe oder Gewebe | Sehnen, Muskeln, Bänder | Arnica, Bellis perennis Rhus toxicodendron, Ruta |
| | Knochen | Ruta, Symphytum |
| | Nerven und nervenreiches Gewebe (Finger, Steißbein) | Hypericum |
| | Augen → Augenverletzung | Arnica, Ledum, Ruta, Symphytum |
| | Blutgefäße | Arnica, Bellis perennis, Lachesis, Phosphor |
| Art der Schmerzen | Wie zerschlagen | Arnica, Bellis perennis, Ruta |
| | Stechend, ziehend | Bryonia,Hypericum |
| | dumpf | Ledum, Rhus toxicodendron |
| Verschlechterung durch: | Bewegung | Arnica, Bellis perennis, Bryonia, Ruta |
| | Ruhe | Rhus toxicodendron |
| | Berührung | Arnica, Bryonia, Lachesis |
| | Kälte | Rhus toxicodendron |
| | Wärme | Bryonia, Lachesis, Ledum |

## VERLETZUNGEN

### Ärztliche Hilfe ist nötig bei

- jedem Verdacht auf innere Verletzung
- über mehrere Tage zunehmenden Schmerzen
- starken Begleiterscheinungen.

### Vergleiche auch die Abschnitte

→ Augenverletzung, → Bluterguss, → Gelenkbeschwerden, → Operationsfolgen, → Prellungen, → Rückenschmerzen, → Wundbehandlung.

## WINDPOCKEN

Diese virusbedingte Kinderkrankheit verläuft bei Kindern (nach der Neugeborenenperiode) fast immer komplikationslos, bei Erwachsenen mit hohem Fieber und Schmerzen. Am meisten quält der Juckreiz. Kratzen sollte unterlassen werden, um Entzündungen und Narbenbildung zu vermeiden. Je nach Ausprägung der Beschwerden gibt es verschiedene homöopathische Arzneimittel, von denen einige unter den 25 Mitteln der Notfallapotheke sind.

☛ TIP: Lesen Sie zum Finden des richtigen Mittels bitte auch die detaillierte Arzneimittelbeschreibung ab Seite 68

### Beschwerden, die auf ein bestimmtes Heilmittel weisen

**Belladonna:**
sehr schmerzhafte Bläschen bei trockener, geröteter

Haut und erhöhter Körpertemperatur.

**Cantharis:**
bei scharfen, brennenden Schmerzen, die sich durch Wärme bessern.

**Ledum:**
wenn Kratzen verschlimmert und Kälte bessert.

**Pulsatilla:**
bei Weinerlichkeit, nächtlicher Verschlimmerung und Besserung durch frische Luft und Trost.

**Rhus toxicodendron:**
starker Juckreiz mit Unruhe.

## Ärztliche Hilfe ist nötig bei

- hohem Fieber
- eitriger Entzündung
- besonderer Abwehrschwäche.

## Vergleiche auch den Abschnitt

→ Hautausschläge.

# WUNDBEHANDLUNG

Erste Maßnahme ist die Säuberung der Wunde, die bei tiefen Verletzungen ein Arzt vornehmen muss, und der Schutz vor weiterer Verunreinigung. Größere Wunden werden genäht oder geklammert. Das homöopathische

Mittel wird nach Ursache, Aussehen der Wunde, eventuell auch der Schmerzart und den verschlechternden Einflüssen ausgewählt.

TIP: Lesen Sie zum Finden des richtigen Mittels bitte auch die detaillierte Arzneimittelbeschreibung ab Seite 68

## Beschwerden, die auf ein bestimmtes Heilmittel weisen

Die Hinweise auf homöopathische Mittel sind in der folgenden Tabelle zusammengefasst.

| | | |
|---|---|---|
| Schnittverletzung | glatt | Staphisagria |
| | an Fingern und Zehen | Hypericum |
| | zerissene Wundränder | Arnica |
| Stichverletzungen | geringe Blutungsneigung, oft mit Kältegefühl in der Wunde | Ledum |
| | stärkere Blutung, blaurote Verfärbung | Lachesis |
| Verbrennung | ausgedehnte Blasenbildung | Cantharis |
| | mit Unruhe und Durst | Arsenicum album |

## Ärztliche Hilfe ist nötig bei

- jedem Verdacht auf innere Verletzung
- tiefen Wunden oder Wundtaschen
- anhaltender Blutung

- starker Beeinträchtigung des Allgemeinbefindens
- Wundinfektion (Eiterung, Lymphbahnentzündung mit rotem Streifen).

## Vergleiche auch die Abschnitte

→ Augenbeschwerden, Augenverletzungen, → Bisswunden, → Entzündungen, → Operationsfolgen, → Verletzungen.

# ZAHNSCHMERZEN

Die Zähne können weh tun, wenn sie kommen, wenn sie Karies haben oder wenn ihre Wurzel entzündet ist. Zahnungsbeschwerden der Kleinkinder sind manchmal nicht leicht zu behandeln, weil die gesamte Konstitution bei der Mittelwahl berücksichtigt werden muss. Bei allen anderen Zahnschmerzen sollte immer der Zahnarzt konsultiert werden.

**TIP:** Lesen Sie zum Finden des richtigen Mittels bitte auch die detaillierte Arzneimittelbeschreibung ab Seite 68

## Beschwerden, die auf ein bestimmtes Heilmittel weisen

**Belladonna:**

Schmerzen bei der Zahnung mit rotem Kopf, abendlicher Verschlimmerung, erhöhter Temperatur, pulsierenden Adern.

**Chamomilla:**

bei einseitiger Gesichtsröte, großer Reizbarkeit und Unzufriedenheit.

**Hepar sulfuris:**

bei Eiterungen der Zahnwurzelspitze.

**Hypericum:**

bei Schmerzen nach Wurzelspitzenbehandlung oder Zahnextraktion oder bei Zahnwurzelbruch.

**Nux vomica:**

bei Reizbarkeit, Besserung durch Wärme und herrschsüchtiger Grundhaltung.

**Phytolacca:**

bei heftigem Zähneknirschen und Verlangen, auf etwas Hartes zu beißen.

**Pulsatilla:**

bei Weinerlichkeit und schneller Besserung durch Trost. Schmerzen nach dem Ziehen eines Zahns werden wie Operationsfolgen oder Verletzungen behandelt, nachzulesen in den jeweiligen Abschnitten; infrage kommen die Arzneimittel

**Arnica, Bellis perennis, Hypericum, Staphisagria.**

## Ärztliche Hilfe ist nötig bei

- mangelnder Besserung durch die Mittel der Hausapotheke
- gravierender Schlafstörung
- Karies und Eiterung des umgebenden Gewebes
- Nachblutung nach Zahnziehen.

## Vergleiche auch die Abschnitte

→ Operationsfolgen, → Wundbehandlung.

# DIE ARZNEIMITTEL IHRER HAUS- UND NOTFALLAPOTHEKE

## Der Ausgangsstoff

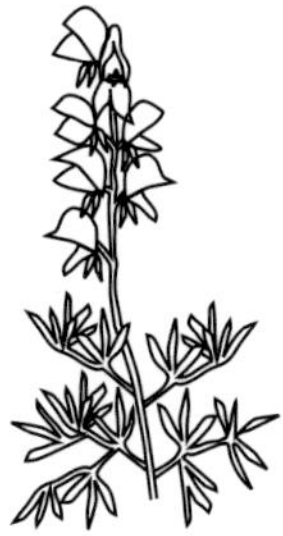

Aconitum napellus, der blaue Sturm- oder Eisenhut, auch Nonnenhaube, Ziegentod oder Totenblume genannt, ist ein Hahnenfußgewächs der Hoch- und Mittelgebirge. In unseren Gärten wird er als Zierpflanze angetroffen. Die blauen Blüten, die kerzenartig rund um den oberen Teil des Sprosses stehen, sehen aus wie Eisenhelme der Ritter. Der Eisenhut enthält eine der giftigsten Substanzen, die in Pflanzen vorkommen, das Aconitin.

## Allgemeines

Wenn Aconitum angezeigt ist, beginnen die Beschwerden wirklich „stürmisch", sie treten plötzlich und heftig auf, oft nachdem man kaltem Wind oder trocken-kaltem Wetter ausgesetzt war. Es ist vielfach bei den ersten Zeichen einer akuten Entzündung angezeigt. Es ist ein wichtiges Mittel nach einem akuten, heftigen Schreck und hilft nach Situationen, in denen man „den Tod vor den Augen" hatte, auch z.B. nach dem Miterleben eines schweren Unfalls.

## Besondere Ausprägung der Beschwerden, bei denen Aconitum hilft

Hochakut, mit einem Schlag auftretende Schmerzen oder Fieber, oft in der Nacht, begleitet von Angst und Herzklopfen. Rotes Gesicht, das beim Aufrichten blass wird. Ziehende unerträgliche Nervenschmerzen auf der linken Gesichtsseite.

Heftige seelische Erschütterung, bei der man das Gefühl hatte, sterben zu müssen oder den Tod hautnah zu erleben. Dazu passen die schreckerfüllten, großen Augen, die man danach oft beobachtet, und das ängstliche Herzklopfen.

Aconitum hilft besonders dann, wenn kaltes trockenes Wetter herrscht und frische Luft die Beschwerden bessert.

## Auffälligkeiten in Stimmung und Verhalten des Patienten

Starke Furcht vor dem Tod. Große Unruhe. Panikzustand.

## Spezielle Anwendungsgebiete

**Fieber:**

Plötzliches Fieber, mit Frösteln beginnend, dann schnell steigend. Die Haut ist trocken, der Patient schwitzt nicht. Aconitum hilft oft beim ersten Fieberschub (sobald der Kranke anfängt zu schwitzen, ist Belladonna angesagt). Die Kranken sind dabei oft ruhelos, ängstlich und furchtsam. Häufig haben sie ein inneres beklommenes Gefühl. Es besteht Durst auf kalte Getränke. Die Beschwerden bessern sich durch Ruhe und frische Luft; sie werden schlechter durch Zudecken und Wärme. Kleine Kinder strampeln sich frei.

**Kopfschmerzen:**

Aconitum hilft bei Kopfschmerzen, die nach kaltem

Wind oder heftigem Schreck auftreten. Der Kopfschmerz beginnt plötzlich. Man hat ein starkes Hitzegefühl im Kopf, der Kopf fühlt sich an, als würde er auseinander gedrückt. Schwindel beim Aufrichten aus dem Liegen.

**Augenentzündung:**

Rötung und starke Augenschmerzen wenige Stunden nach Kälte oder kaltem Wind

**Ohrenschmerzen:**

Sie treten plötzlich und heftig auf, oft war man kurz zuvor der Kälte oder trockenem, kaltem Wind ausgesetzt. Man hat ein Gefühl wie Wasser in den Ohren. Mit den Beschwerden ist Angst und Unruhe verbunden.

**Husten:**

Plötzlich, aus dem Schlaf heraus, oft um Mitternacht, trocken und heiser. Am Tag vorher herrschte kalter Wind. Entscheidend ist wiederum Angst und Unruhe bei den Symptomen. Auch bei Pseudokrupp kann, bevor der Arzt eintrifft, Aconitum eine erste Hilfe sein.

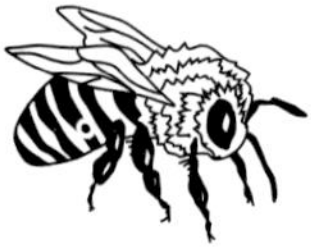

## Der Ausgangsstof

Giftblase der Honigbiene, Apis mellifica.

## Allgemeines

Die Auswirkungen eines Bienenstiches sind den meisten Menschen bekannt: Der Schmerz ist stechend, man schreit auf, die Schwellung entsteht schnell, ist blassrot und teigig, also nicht hart. Das Bienengift kann auch zu allergischen Reaktionen führen oder, wenn viele Bienen gleichzeitig stechen, schwere Allgemeinreaktionen wie Kopfschmerzen, Schüttelfrost, Übelkeit, Unruhe, Krämpfe hervorrufen. Bei ähnlichen Krankheitssymptomen hilft Apisinum.

Das homöopathische Arzneimittel Apis, gewonnen aus dem ganzen Insekt, kann ebenso wie Apisinum verwendet werden.

## Besondere Ausprägung der Beschwerden, bei denen Apisinum hilft

Entscheidend für den Einsatz von Apisinum ist die Reaktion, die man bei einem Bienenstich spürt und sieht. Typisch für die Schwellung ist die blassrote Färbung, der stechende Schmerz, die Wassereinlagerung. Schon durch geringste Berührung und Wärme wird alles schlechter, Kühlen bessert.

## Auffälligkeiten in Stimmung und Verhalten des Patienten

Unruhe, Reizbarkeit, Nervosität. Auffahren und Aufschreien vor Schmerzen, auch nachts aus dem Schlaf heraus.

## Spezielle Anwendungsgebiete

**Insektenstiche:**

Die Einstichstelle schwillt schnell an, ist heiß und blassrot. Man spürt einen stechenden, brennenden Schmerz. Die Stelle ist sehr berührungsempfindlich, und es bessert sich durch Kühlung. Besonders gut bei Bienen- und Wespenstichen.

**Ohrenschmerzen:**

Der Schmerz ist stechend, das Ohr ist wärme- und berührungsempfindlich.

**Halsentzündung:**

Der Hals ist rosa rot, die Mandeln geschwollen, die rechte Seite ist stärker betroffen. Das Zäpfchen insbesondere ist oft wie glasig geschwollen. Trotz trockenem Gefühl im Hals und einem brennenden Schmerz haben die Kranken keinen Durst. Wenn sie etwas trinken, dann kalte Getränke.

**Hautausschlag:**

Durch eine allergische Reaktion ist ein Nesselausschlag entstanden, hellrote Quaddeln, die unerträglich jucken.

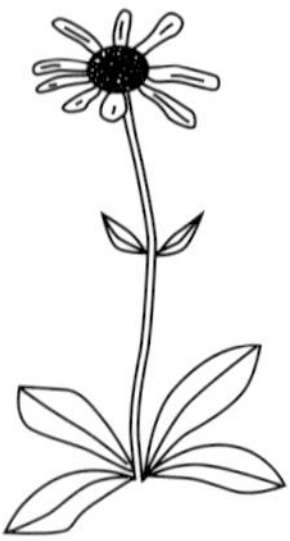

## Der Ausgangsstoff

Arnica montana, der Bergwohlverleih, auch Fallkraut, Kraftwurz, Engeltrank, Wundkraut genannt, ist eine Blütenpflanze aus der Familie der Korbblütler. Sie wächst in den Berggebieten Mittel- und Südeuropas, in den Alpen, Pyrenäen, Vogesen, Schwarzwald und anderen Gebirgen. Die Wirkung des Pflanzensaftes auf Verletzungen ist seit Jahrhunderten bekannt, ihr deutscher Name zeigt dieses alte Volkswissen.

## Allgemeines

Arnica ist das Verletzungsmittel erster Wahl. Es wirkt gegen Verletzungsschock, stoppt innere und äußere Blutungen und beugt Infektionen und Wundstarrkrampf vor.

## Besondere Ausprägung der Beschwerden, bei denen Arnica hilft

Vor allem bei stumpfen Verletzungen, Prellung, Verstauchung, Bluterguss ist Arnica angezeigt. Durch Einwirkung äußerer Gewalt wie Schlag, Stoß oder Sturz entstandene Schwellungen, blaue Flecke und Hautverletzungen, auch Nasenbluten, sprechen gut auf das Mittel an.

Die betroffenen Stellen schmerzen bei Berührung und Bewegung, aber Kühlung bringt Linderung. Es besteht eine große Schmerzempfindlichkeit, Wundheits- und Zerschlagenheitsgefühl. Durch die Verletzung kam es zu einem Schock oder Schreck.

Gesicht und Kopf sind heiß, der übrige Körper aber kalt, auf der Stirn steht kalter Schweiß.

## Auffälligkeiten in Stimmung und Verhalten des Patienten

Angst vor Berührung und Untersuchung. Das Bett scheint zu hart. Der Patient sagt, es gehe ihm gut, er verweigert Hilfe in der Angst, es könne ihm noch mehr Schaden zugefügt werden.

## Spezielle Anwendungsgebiete

**Kopfprellung:**
Bei Kopfschmerzen oder Schwindel nach Kopfverletzungen, mit oder ohne Übelkeit ist neben strikter Bettruhe Arnica wichtig. Besteht der Verdacht auf eine Gehirnerschütterung, kann ebenfalls Arnica gegeben werden, aber ärztlicher Rat ist unbedingt nötig.

**Schleudertrauma der Halswirbelsäule:**
Verstauchungen der Wirbelsäule, z.B. nach Auffahrunfällen, heilt Arnica, besonders wenn der Kopf zur Schonung leicht nach vorn gebeugt gehalten wird.

**Augenverletzung:**
Nach Schlag auf das Auge (Veilchen) oder wenn nach Entfernung eines Fremdkörpers ein Wundheitsgefühl bleibt.

**Operation, Geburt, Zahnextraktion:**
Künstliche „Verletzungen" wie Operationen, Zahnziehen, Ausschabung der Gebärmutter oder Geburtsfolgen sind Anwendungsgebiete von Arnica, besonders wenn der Schmerz ein Wundheitsgefühl ist.

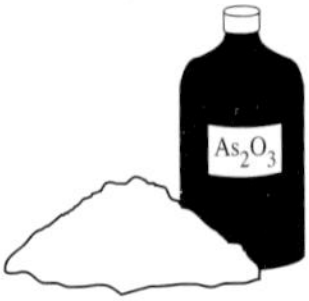


## Der Ausgangsstoff

Arsenicum album, das weiße Arsenik oder die arsenische Säure, war früher ein weit verbreitetes Gift gegen Schädlinge im Weinbau und gegen Ratten, wurde aber auch von Giftmischern verwendet, um unliebsame Menschen aus dem Weg zu räumen. In kleinen Mengen wurde es als Stimulanz gebraucht.

## Allgemeines

Arsenik ist ein auf alle Organe tief einwirkendes Arzneimittel. Der Kranke ist erschöpft und schwach, trotzdem aber ruhelos. Er ist ängstlich und reizbar. Der Kranke friert und hat ein Verlangen nach Wärme; nur seinen Kopf will er kühl haben.

## Besondere Ausprägung der Beschwerden, bei denen Arsenicum album hilft

Alle Schmerzen werden als brennend empfunden. Wärme bessert sie. Nachts, nach Mitternacht, wird alles schlimmer. Leicht verdorbenes Essen ruft schwere Symptome hervor. Der Schnupfen fließt, der Durchfall ist wässrig, das Erbrechen kaum zu stillen. Der Kranke ist blass, schwach, unruhig und hat Schweiß auf der Stirn.

## Auffälligkeiten in Stimmung und Verhalten des Patienten

Unruhe mit Angst, auch nach einem akuten Schreck, großer Bewegungsdrang. Der Kranke findet keine Ruhe, wälzt sich im Bett oder steht immer wieder auf, um den Ort zu wechseln. Er ist reizbar, will nicht angesprochen, aber auch nicht allein gelassen werden.

## Spezielle Anwendungsgebiete

**Schnupfen:**

Wässriger, scharfer Schnupfen bei verstopfter Nase, oft rechtsseitig, brennende Schmerzen, besser in warmen Räumen, häufiges Niesen.

**Verbrennung:**

Zerstörung auch tieferer Gewebeschichten (ärztliche Behandlung dringend notwendig!) mit brennenden Schmerzen und Besserung durch Wärme, dabei Unruhe und große Angst.

**Husten:**

Trockener Husten mit brennenden Schmerzen im Brustkorb und Ruhelosigkeit, Ängstlichkeit und Schwäche. Der Kranke erwacht in der Nacht zwischen 24.00 – 2.00 Uhr mit Atemnot und Husten. Der Husten verschlimmert sich im Liegen.

**Magen-Darm-Grippe:**

Übelkeit, Erbrechen und Durchfall, bei ungewohnter Kost und auf der Reise, auch nach Verzehr von verdorbenen Lebensmitteln wie Fisch und Fleisch. Es besteht Schwäche, Müdigkeit und Kälte. Der Kranke hat Durst auf kalte Getränke, die in kleinen Schlucken getrunken werden. Erbrechen sofort nach dem Essen und Trinken. Trockene weißlich belegte Zunge, brennende Magenschmerzen oder Wundheitsgefühl im Bauch, wässriger Durchfall, mit zum Teil lauten Darmgeräuschen.

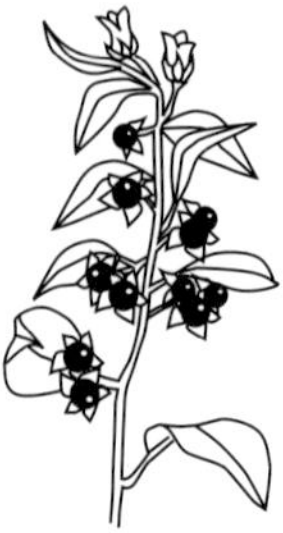

## Der Ausgangsstoff

Atropa belladonna, die Tollkirsche, auch Hexenbeere, Schlafapfel, Wolfskirsche genannt, wächst in schattigen Wäldern. Der Strauch gehört zu den Nachtschattengewächsen. Die ganze Pflanze, vor allem aber die schwarzen Beerenfrüchte, sind giftig und verursachen Euphorie, Rausch, Halluzinationen. Belladonna heißt, wörtlich übersetzt, schöne Frau, denn der Inhaltsstoff Atropin weitet die Pupillen.

## Allgemeines

Für Belladonna ist charakteristisch, dass die Beschwerden plötzlich und heftig beginnen und genau so schnell enden. Es ist ein wichtiges Mittel im ersten Stadium von Entzündungen. Vollblütiges Aussehen.

## Besondere Ausprägung der Beschwerden, bei denen Belladonna hilft

Das entzündete Gebiet, auch die Brustdrüse oder die Haut (z.B. nach Insektenstich) ist stark gerötet, heiß und geschwollen. Der Patient fühlt häufig ein Pulsieren oder Pochen in dem Gebiet. Oft ist der Kopf betroffen, das Gesicht ist heiß und rot und die Augen glänzen. Die Pupillen können erweitert sein.

Die Beschwerden treten oft auf, nachdem man der Hitze oder der Sonne ausgesetzt war, oder nach Kaltwerden des Kopfes.

Die Beschwerden verschlechtern sich durch Bewegung, Erschütterung, Licht und Geräusche. Sie werden gebessert durch Ruhe und Wärme.

## Auffälligkeiten in Stimmung und Verhalten des Patienten

Ängste, lebhafte Fantasien und Halluzinationen im Fieber, Unruhe. Bei hohem Fieber bleibt der Kranke trotzdem vor Schwäche im Bett, meint dabei manchmal sogar, das Bett würde schweben.

## Spezielle Anwendungsgebiete

**Fieber:**

Oft beginnt es nachmittags oder am Abend, aus dem Schlaf heraus, plötzlich, es steigt schnell an. Der Körper, besonders der Kopf, ist heiß und gerötet, die Hände und Füße sind eher kühl. Der Kranke will, trotz des Fiebers, zugedeckt bleiben. Die Haut ist leicht feucht (im Gegensatz zum Aconitum-Fieber, wobei die Haut trocken ist; Belladonna wird oft nach Aconitum gegeben werden, wenn die Patienten anfangen, im Fieber etwas zu schwitzen). Meist ist der Hals schmerzhaft und trocken. Kinder sind bei Fieber oft unruhig und ängstlich oder auch schläfrig.

**Kopfschmerzen:**

Plötzlich beginnend, pulsierend, oft nur rechtsseitig, die Hände und Füße sind eiskalt. Der Kopf will platzen. Licht, Erschütterung, Bücken, Bewegung verschlimmern enorm.

**Ohrenschmerzen:**

Die Ohrenschmerzen beginnen plötzlich und heftig, sie sind pulsierend oder pochend. Oft ist das rechte Ohr befallen und die Ohrmuschel stark gerötet.

**Halsschmerzen:**

Die Halsschmerzen treten plötzlich auf, der Hals ist innen stark gerötet. Die rechte Seite ist stärker befallen, oder der Schmerz wird eher auf der rechten Seite gespürt. Der Hals ist trocken, das Schlucken schmerzhaft.

**Dreimonatskoliken:**

Belladonna hilft oft bei Dreimonatskoliken, wenn das Baby kräftig und vollblütig ist und sich bei den Schmerzen nach hinten biegt.

**Windpocken:**

Die Bläschen sind sehr schmerzhaft, die Haut trocken und gerötet. Plötzlicher Beginn der Beschwerden.

**Sonnenstich, Sonnenbrand:**

Das Gesicht ist gerötet, schwitzig, oft mit pochenden, klopfenden Kopfschmerzen. Die Pupillen sind erweitert.

Bei Sonnenbrand hilft Belladonna, wenn die Haut gerötet, geschwollen und heiß ist.

## Der Ausgangsstoff

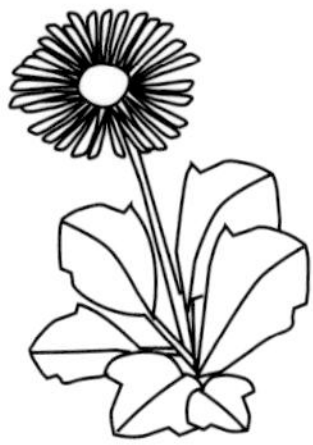

Bellis perennis, die „ausdauernd Schöne", das Maßliebchen, Tausendschön, Daisy (day's eye, Auge des Tages), wird auch Wundwurz oder Beulenwurz genannt. Sie wächst auf unseren Wiesen, oft unscheinbar, übersehen, getreten, geknickt. Sie ist ein Korbblütler wie Arnica und Calendula, die beiden bekanntesten Arzneipflanzen für Verletzungen.

## Allgemeines

Bellis perennis ist, nach Arnica, das Verletzungsmittel, besonders wenn tiefe Muskeln oder innere Organe betroffen sind.

## Besondere Ausprägung der Beschwerden, bei denen Bellis perennis hilft

Der Schmerz ist eher wie gequetscht, man fühlt sich wie zerschlagen.

## Auffälligkeiten in Stimmung und Verhalten des Patienten

Vom Wesen her sind Menschen, die Bellis perennis brauchen, sanft und freundlich, so wie das Gänseblümchen, das sich bald wieder aufrichtet, nachdem es niedergetreten wurde.

## Spezielle Anwendungsgebiete

**Verletzung, Verstauchung:**

Durch Einwirkung äußerer Gewalt wie Schlag, Stoß oder Sturz entstandene tiefe Schwellungen, der Schmerz ist wie gequetscht oder hämmernd. Bei Verstauchung könnte der Patient bei jedem Schritt schreien, geht aber trotzdem weiter. Die Blutungsneigung ist im Vergleich zu Arnica nicht wesentlich.

**Operationsfolgen:**

Nach Bauchoperationen, besonders an der Gebärmutter, halten die Schmerzen weiter an. Es besteht ein Gefühl, als ob die Gebärmutter nach unten zieht.

**Nervenverletzung:**

Zerrung und Verletzung der Nerven mit starken pressenden oder hämmernden Schmerzen, z.B. am Steißbein (vgl. Hypericum).

## Der Ausgangsstoff

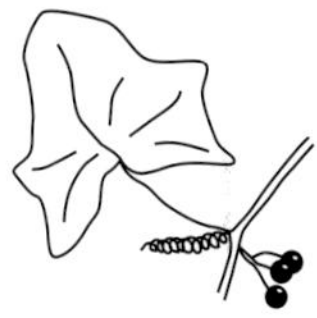

Die Zaunrübe, auch Gichtwurzel genannt, ist eine in Europa verbreitete Kletterpflanze, die zu den Kürbisgewächsen gehört. Sie hat einen schwachen Spross, der sich mit Ranken festhält, kleine Blüten, beerenartige Früchte und eine große Speicherwurzel.

## Allgemeines

Bryonia hilft bei vielen schmerzhaften Erkrankungen, wenn der Schmerz stechend ist, sich durch Bewegung und Berührung verschlimmert, durch festen Druck und Kühlen aber bessert. Oft geht den Beschwerden ein Ärger voraus.

## Besondere Ausprägung der Beschwerden, bei denen Bryonia hilft

Bei Bryonia entwickelt sich die Erkrankung langsam. Die typische Verschlimmerung durch jede Bewegung und die Besserung durch Ruhe und Druck auf die erkrankte Stelle führt oft zur richtigen Wahl des Mittels. Der Kranke hält sich den betroffenen Körperteil fest.. Es besteht eine Trockenheit der Schleimhäute und großer Durst, der in großen Schlucken gestillt wird.

## Auffälligkeiten in Stimmung und Verhalten des Patienten

Der Patient ist sehr ärgerlich und reizbar, er will nur seine Ruhe haben. Solange er krank ist, ist er am liebsten zuhause und will nicht gestört werden.

## Spezielle Anwendungsgebiete

**Grippaler Infekt:**

Bei langsam steigendem Fieber, Erkältungszeichen wie Husten, Gliederschmerzen und Steifheit der Gelenke sowie Kopfschmerzen wie unten geschildert, kann Bryonia schnell helfen, vor allem auch dann, wenn eine Trockenheit der Schleimhäute und Durst auf kalte Getränke vorliegt.

**Kopfschmerzen:**

Stechende oder berstende Kopfschmerzen, in der Regel über dem linken Auge an der Stirn beginnend, die sich dann über den ganzen Kopf erstrecken können. Die Beschwerden bessern sich durch Ruhe, kalte Anwendungen und örtlichen Druck. Die geringste Bewegung, sogar allein die der Augen, verschlimmert.

**Husten:**

Schmerzhafter, stechender, trockener Husten. Es besteht Heiserkeit und ein wundes Gefühl im Kehlkopf und in der Brust. Der Kranke hält sich beim Husten die Brust oder die Rippen; er hat Durst auf kalte Getränke, die Zunge ist gelblich braun belegt. Der Husten verschlimmert sich beim Betreten eines warmen Raumes und durch Wärme.

**Bauchschmerzen:**

Oberbauchschmerzen, vor allem im rechten Oberbauch, infolge von Anstrengung und Ärger, Überhitzung und anschließender Kälte, z.B. durch kalte Getränke oder Eis. Es besteht das Gefühl, als ob ein Stein im Oberbauch liegen würde. Es tritt Besserung durch Liegen auf der rechten Seite ein. Der Durchfall ist schmerzhaft, der Stuhl riecht faulig. Morgens nach dem Aufstehen und nach Bewegung wird alles schlimmer. Die Kranken haben großen Durst auf Kaltes.

**Bewegungsapparat:**

Stechende Rückenschmerzen, Muskel- und Gelenkschmerzen nach Erhitzung und anschließender feuchter Kälte. Die Beschwerden verschlimmern sich durch Bewegung und Wärmeanwendung; sie bessern sich durch Ruhe und örtliche Kälteanwendung. Fester Druck lindert die Beschwerden, auch Druckverbände und Bandagen sind hilfreich. Bei Rückenschmerzen sind die Kranken stocksteif.

**Brustdrüsenentzündung:**

Der Schmerz ist stechend und verschlimmert sich durch die geringste Erschütterung oder Bewegung. Es besteht eine große Abneigung gegen das Stillen.

**Sonnenstich:**

Nach langem Aufenthalt in der Sonne entstehen stechende Kopfschmerzen mit starker Reizbarkeit. Jede Bewegung verstärkt den Schmerz.

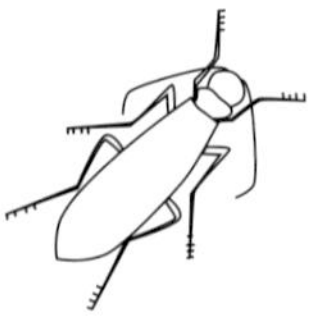

## Der Ausgangsstoff

Lytta (früher Cantharis) vesicatoria ist ein Käfer, der vor allem in Spanien vorkommt und sich von Baumblättern ernährt. Aus dem ganzen Insekt wird eine Droge gewonnen, die stark hautreizend wirkt und nach einer anderen Heilmethode auch als Canthariden-Pflaster zum Blasenziehen verwendet wird, früher sogar als Aphrodisiakum in Gebrauch war.

## Allgemeines

Cantharis reizt Haut und Schleimhäute, ruft heftige Entzündungen hervor und bildet Blasen.

## Besondere Ausprägung der Beschwerden, bei denen Cantharis hilft

Der Schmerz ist stechend oder brennend. Bei Entzündungen im Magen-Darm- oder Blasenbereich treten starke Krämpfe auf mit dauerndem Drang, Blase oder Darm zu entleeren.

## Auffälligkeiten in Stimmung und Verhalten des Patienten

Bei allen Krankheiten ist der Patient auffallend nervös und reizbar, noch gesteigert durch Licht oder Berührung mit Wasser. Er schreit vor Schmerzen.

## Spezielle Anwendungsgebiete

**Hautkrankheiten:**

Mittel der ersten Wahl bei Verbrennungen und Verbrühungen mit Blasenbildung. Es wird starkes Brennen empfunden. Am besten werden 2 - 3 Globuli in einem halbvollen Glas Wasser aufgelöst und alle 10 Minuten teelöffelweise geben. Wenn der Schmerz nachlässt, Abstände verlängern.

Blasenbildende, brennend-juckende Ausschläge ohne Verkrustungen, auch bei Wund- und Gürtelrose, wenn die Blasen größer sind.

**Rachenentzündung:**

Der Schmerz brennt wie Feuer, es fühlt sich an wie rohes Fleisch. Man kann kaum schlucken.

**Akute, sehr schmerzhafte Heiserkeit:**

Der Kehlkopf ist überempfindlich gegen Berührung. Trotz des Brennens verschlechtern kalte Umschläge, aber warme Umschläge lindern.

**Akute Entzündungen der Harnröhre und der Blase:**

Die Schmerzen sind brennend und scharf schneidend. Es besteht ständiger Harndrang, aber der Harn kann wegen dem Blasen- oder Harnröhrenkrampf nur tropfenweise entleert werden. Warme Umschläge werden als angenehm empfunden.

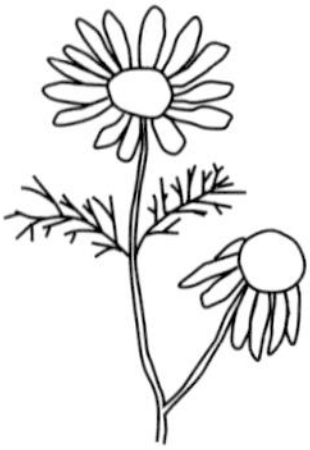

## Der Ausgangsstoff

Matricaria chamomilla, die echte Kamille, ist wohl die bekannteste Arzneipflanze. Sie wird als Tee, zur Inhalation oder in Salbenzubereitungen verwendet und wirkt entzündungshemmend. Als homöopathische Arznei hat Chamomilla ein sehr viel differenzierteres Wirkspektrum und ist ein ausgezeichnetes Mittel bei Schmerzen, die mit Zorn und Unruhe verbunden sind.

## Allgemeines

Das Chamomilla-Symptomenbild zeichnet sich durch Überempfindlichkeit gegen jeden Schmerz aus. Es besteht eine große Reizbarkeit und man kann dem Kranken nichts recht machen. Vor allem akute Erkrankungen, besonders im Kindesalter, werden damit behandelt. Chamomilla ist ein bewährtes Mittel bei Zahnungsbeschwerden, Ohrentzündungen, Zahnschmerzen, Koliken, Durchfall und Schlafstörungen.

## Besondere Ausprägung der Beschwerden, bei denen Chamomilla hilft

Das ärgerliche Schreien bei Schmerzen, die einseitige Rötung des Gesichts, die Verschlimmerung durch Hitze und die Besserung durch Bewegen oder Bewegtwerden (Schaukeln, Herumtragen) sind die typischsten Zeichen.

## Auffälligkeiten in Stimmung und Verhalten des Patienten

Das erkrankte Kind schreit so zornig und ausdauernd, dass es für die Eltern nervenaufreibend und kaum erträglich ist. Es ist extrem launisch, will irgendetwas haben und wirft es im nächsten Moment wieder in die Ecke. Der Schmerz macht gereizt und wütend.

## Spezielle Anwendungsgebiete

**Zahnungsbeschwerden:**
Bei zahnenden Kindern treten immer wieder schrille Schreianfälle auf, meist mit Rötung einer Wange bei Blässe der anderen Wange. Es besteht grünlich schleimiger Durchfall. Das Kind will herumgetragen werden, was jedoch nur kurze Besserung bringt. Es ist sehr unzufrieden und kaum abzulenken oder zu beruhigen. Abends und nachts werden die Beschwerden immer schlimmer.

**Ohrentzündungen:**
Es bestehen ähnliche Beschwerden wie bei zahnenden Kindern, jedoch ohne Durchfall. Ohr und Ohrläppchen sind rot und heiß.

**Bauchschmerzen und Durchfall:**
Chamomilla ist ein bewährtes Arzneimittel bei Koliken, Blähungskoliken mit Erbrechen und grünlichem Durchfall, der nach faulen Eiern stinkt. Auch bei Dreimonatskoliken von Säuglingen hat sich Chamomilla bewährt. Die Kinder sind reizbar, haben rote Wangen und warmen Schweiß. Wärmeanwendung verschlimmert die Beschwerden. Die Kranken bevorzugen kalte Getränke.

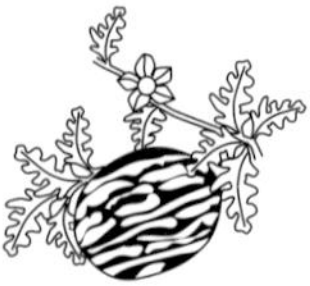

## Der Ausgangsstoff

Citrullus (oder Cucumis) colocynthis ist ein Kürbisgewächs aus Vorderasien. Seine Früchte sind runde Gurken mit scharfem, bitterem Geschmack, die heftigen Durchfall hervorrufen.

## Allgemeines

Colocynthis hat sich bewährt bei Bauchkoliken und Hexenschuss.

## Besondere Ausprägung der Beschwerden, bei denen Colocynthis hilft

Die Beschwerden sind krampfartig, sie treten immer nach Ärger und ungerechter Behandlung auf. Typisch sind die Maßnahmen, welche die Beschwerden lindern: Druck, Zusammenkrümmen und Wärme.

## Auffälligkeiten in Stimmung und Verhalten des Patienten

Äußerst reizbar und zornig, meist nach einer Beleidigung.

## Spezielle Anwendungsgebiete

**Dreimonatskoliken:**

Krampfartige Bauchschmerzen der Neugeborenen in den ersten drei Lebensmonaten, wenn der Säugling sich bei den Schmerzen zusammenkrümmt und Besserung durch Druck und Wärme spürt, weisen auf Colocynthis hin. Das Herumtragen, mit dem Bauch auf Arm oder Schulter liegend, ist hilfreich.

**Bauchschmerzen:**

Wenn nach Ärger Bauchschmerzen auftreten, die sich durch Zusammenkrümmen, Druck und Wärme am Bauch bessern, ist Colocynthis angezeigt.

**Hexenschuss:**

Krampfartige, reißende oder ziehende Rückenschmerzen, oft ins Bein ausstrahlend, ausgelöst durch Ärger, die sich durch festen Druck und Wärmeanwendungen bessern, können durch Colocynthis geheilt werden.

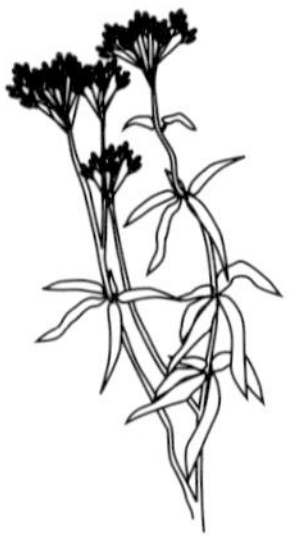

## Der Ausgangsstoff

Der Wasserhanf wächst in Nordamerika und ist ein Korbblütler wie Calendula, das Gänseblümchen und die Kamille.

## Allgemeines

Dieses Mittel ist vor allem von Nutzen bei grippalen Infekten, wobei die starken Knochenschmerzen, die bei Fieber auftreten, die Wahl anzeigen.

## Besondere Ausprägung der Beschwerden, bei denen Eupatorium perfoliatum hilft

Typisch sind die starken Rücken- und Gliederschmerzen, man fühlt sich wie zerschlagen oder zerbrochen. Auch die Augäpfel tun weh. Beim Schwindel besteht das Gefühl, nach links zu fallen. Nachts und morgens bis 9 Uhr ist alles schlimmer. Kalte Luft verschlechtert ebenfalls.

## Auffälligkeiten in Stimmung und Verhalten des Patienten

Schwäche, Erschöpfung, Schweregefühl im Kopf; man meint, die Knochen sind kaputt.

## Spezielle Anwendungsgebiete

**Grippaler Infekt:**

Der Infekt beginnt mit Schmerzen aller Knochen in Armen und Beinen. Es besteht Frösteln mit Zittern, dabei ist das Gesicht gerötet und der Kranke hat viel Durst auf Kaltes. Es kann heftige Übelkeit auftreten, selbst Wasser wird erbrochen. Das Fieber ist wechselnd; Schüttelfrost kommt vor allem morgens in der Zeit von 7 - 9 Uhr.

Es bestehen Hals- und Gliederschmerzen, häufig auch schmerzhafter Husten.

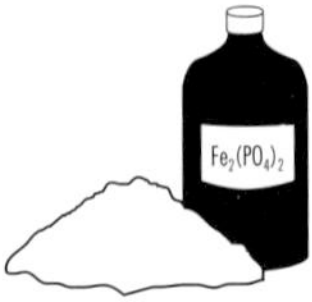


## Der Ausgangsstoff

Das „weiße" Eisenphosphat, ein graublaues Pulver, ist eine Verbindung aus Eisen und Phosphorsäure. Früher wurde es bei Rachitis angewendet.

## Allgemeines

Neben Aconitum und Belladonna Mittel der ersten Wahl bei fieberhaften Infekten, besonders im jugendlichen Alter. Es ist ein Anfangsmittel, bis eventuell speziellere Symptome auftreten.

## Besondere Ausprägung der Beschwerden, bei denen Ferrum phosphoricum hilft

Fieber tritt plötzlich auf, ist aber nicht mit Unruhe oder gar Angst verbunden, wie es für Aconitum und Belladonna typisch ist. Im Gegenteil: die Erkrankten sind abgesehen von einer leichten Schwäche wenig beeinträchtigt, die Kinder spielen, als wären sie gesund. Gesichtsblässe wechselt mit Rötung, nicht selten kommt es zu Nasenbluten. Berührung und Bewegung verschlimmern, ebenso Sonnenhitze, Abkühlung bessert. Nachts von 4 bis 6 Uhr sind die Beschwerden am schlimmsten.

## Auffälligkeiten in Stimmung und Verhalten des Patienten

Wechsel von Aktivität und Rückzug, meist aber unauffälliges Verhalten trotz hohem Fieber.

## Spezielle Anwendungsgebiete

**Fieberhafter Infekt:**

Fieber über 38°C, das morgens beim frühen Erwachen schon besteht. Der Patient kann nicht wieder einschlafen und ist ruhelos, obwohl er müde und erschlagen ist. Die Gesichtsfarbe wechselt, besonders beim Aufstehen. Es kann auch Ohnmacht beim Aufstehen während des Fiebers auftreten. Das Fieber ist begleitet von

- Kopf- und Gliederschmerzen
- Naselaufen mit feinen Blutfasern im Nasensekret oder hellrotem Nasenbluten
- quälendem Reizhusten mit ungewolltem Urinabgang
- Ohrenschmerzen, bei denen der Patient sehr geräuschempfindlich ist oder schlecht hört
- wässrigen Durchfällen mit Blutfasern im Stuhl.

**Ohrenschmerzen:**

Wenn nach einem Schnupfen plötzlich Ohrenschmerzen auftreten, verbunden mit abwechselnd rotem und blassem Gesicht, ist Ferrum phosphoricum die erste Wahl.

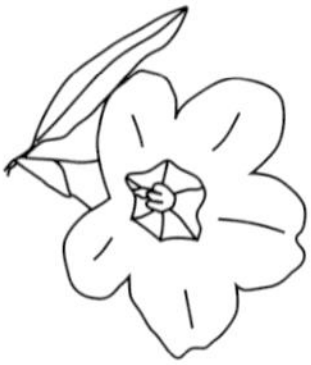

## Der Ausgangsstoff

Gelsemium sempervirens ist ein Brechnussgewächs, ein hoher Strauch, der vor allem in Mittelamerika zuhause ist. Die trichterförmigen gelben Blüten duften angenehm, für die homöopathische Arznei wird allerdings die Wurzel verwendet.

## Allgemeines

Oft entwickeln sich die Beschwerden nur langsam. Das Bild ist gekennzeichnet durch zunehmende Schwäche, Zittern und Benommenheit. Verschlechtert oder ausgelöst werden die Beschwerden durch feuchtes Wetter oder Aufregung.

## Besondere Ausprägung der Beschwerden, bei denen Gelsemium hilft

„Alles hängt", die Augenlider, der Kopf, der ganze Körper. Dumpfe Schmerzen steigen vom Nacken über den Kopf bis zur Stirn. Das Sehen wird trübe und verschwommen oder die Gegenstände erscheinen doppelt. Beim Schwindel wird einem schwarz vor den Augen. Beim Zittern und Frösteln muss man sich hinlegen oder will wenigstens festgehalten werden. Im Fieber fehlt der Durst. Wasserlassen ist häufig und erleichtert. Sonne und Schwüle verschlimmern, Schließen der Augen und Beugen nach vorn bzw. die Hochlagerung des Kopfes erleichtern.

## Auffälligkeiten in Stimmung und Verhalten des Patienten

Der Zustand ist gekennzeichnet durch Lähmung, Schwäche, Mattigkeit, Apathie. Man fühlt sich unfähig, etwas zu tun. Alles ist einem gleichgültig, man will nur seine Ruhe haben.

## Spezielle Anwendungsgebiete

**Prüfungsangst, Lampenfieber:**

Man fühlt sich vor der Prüfung wie gelähmt, benommenes Gefühl im Kopf. Man zittert, fühlt sich schwach und hat große Angst vor dem, was auf einen zukommt. Oft besteht auch Durchfall bei Lampenfieber.

**Grippaler Infekt:**

Die Beschwerden entwickeln sich langsam, auch das Fieber steigt langsam. Kranke sind apathisch, fühlen sich wie benommen im Kopf, es besteht Müdigkeit und allgemeine Schwäche. Oft erscheinen den Kranken die Augenlider schwer und sie haben Mühe, die Augen offen zu halten. Das Gesicht ist gerötet, es besteht nur wenig Durst. Die Muskeln sind wie zerschlagen. Bei leichter Anstrengung tritt Zittern auf.

**Kopfschmerzen bei grippalem Infekt:**

Der Kopf ist benommen, man fühlt sich müde und schwach, besonders in den Augen; fast fallen sie zu. Die Kopfschmerzen bessern sich oft nach reichlichem Harnabgang.

**Sonnenstich:**

Die Schmerzen bestehen vor allem im Hinterkopf. Das Gesicht ist rot mit Schwindel und zittriger Schwäche.

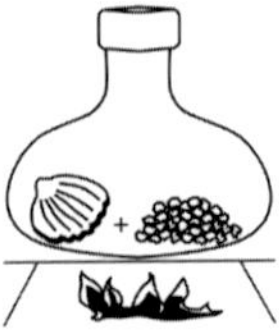

$CaCo_3 + S_2$

## Der Ausgangsstoff

Hepar sulfuris calcareum ist eine Mischung aus gleichen Teilen Schwefel und Austernschalenkalk, welche erhitzt eine weiche Masse ergibt, die wie Lebergewebe erscheint. Die deutsche Übersetzung heißt Kalkschwefelleber.

## Allgemeines

Hepar sulfuris ist ein Mittel für Menschen, die unter ausgeprägten Eiterungen und Entzündungen leiden. Sie neigen zu heftigem Schwitzen und sind hochgradig empfindlich gegen Zugluft und Kälte. Alles am Körper muss zugedeckt sein.

## Besondere Ausprägung der Beschwerden, bei denen Hepar sulfuris hilft

Es besteht eine große Empfindlichkeit gegen jede Art von äußeren Einflüssen, wie zum Beispiel Kälte, Lärm, starke Gerüche. Bohrende Kopfschmerzen an der Nasenwurzel oder über den Augen, ziehende Schmerzen an entzündeten Stellen. Betroffen sind häufig die Haut und die Schleimhäute. Übelriechender Schweiß.

## Auffälligkeiten in Stimmung und Verhalten des Patienten

Missmutig, ärgerlich, unzufrieden mit sich und der Welt. Die Reizbarkeit ist immens.

## Spezielle Anwendungsgebiete

**Augenentzündung:**
Eitrige Absonderung und hochgradige Empfindlichkeit des Auges. Die Schmerzen sind stechend, splitterartig, und sie verschlimmern sich durch kalte Luft, kalte Anwendungen oder Berührung.

**Zahnschmerzen:**
Hilfreich kann dieses Mittel bei Eiterungen der Zahnwurzelspitze sein, einhergehend mit stechenden Schmerzen, die durch kalte Luft verstärkt werden.

**Halsentzündungen:**
Bei immer wieder auftretenden Halsentzündungen, die dann eitrig werden, mit heftigen Schmerzen und starker Berührungsempfindlichkeit des Halses, ist an dieses Heilmittel zu denken. Es besteht ein starker Mundgeruch, Schmerzen wie von einem Splitter und großes Wärmebedürfnis.

**Husten:**
Bei trockenem und schmerzhaftem Husten mit Luftnot, der anfallsweise auftritt, ist Hepar sulfuris ein bewährtes Heilmittel, vor allen Dingen dann, wenn der Husten nach Einwirkung von Kälte, besonders von trockener kalter Luft auftritt. Auch bei Krupphusten, vor allem wenn er in den Morgenstunden auftritt, kann Hepar sulfuris als Notfallmittel, bis der Arzt eintrifft, gegeben werden.

**Hautentzündungen:**
Eitrige, immer wieder auftretende Hautentzündungen, wobei auf die Kälteempfindlichkeit geachtet werden soll, bessern sich durch die Gabe von Hepar sulfuris. Auch wiederholt entstehende Gerstenkörner sind durch Hepar sulfuris zu behandeln, wie auch der eingewachsene Zehennagel oder der Umlauf am Finger.

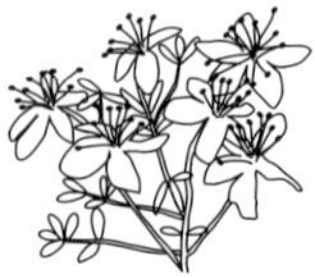

## Der Ausgangsstoff

Hypericum perforatum, das Hartheu mit den durchlöcherten (perforierten) Blättern, ist ein Kraut, das an den längsten Sonnentagen, um den Johannistag herum, ausdauernd blüht. In den letzten Jahren hat es in der Pflanzenheilkunde als Antidepressivum Furore gemacht.

## Allgemeines

Hypericum kommt besonders bei Verletzungen des Nervengewebes und des Gehirns zur Anwendung. Die Schmerzen sind außergewöhnlich stark, besonders wenn ihre Ursache eine Stichverletzung oder Quetschung ist.

## Besondere Ausprägung der Beschwerden, bei denen Hypericum hilft

Der Schmerz besteht nicht nur an einer kleinen Stelle, sondern strahlt den ganzen Nerv entlang. Im betroffenen Gebiet kann ein taubes Gefühl oder Ameisenkribbeln auftreten. Kälte verstärkt die Schmerzen (anders bei Ledum).

## Auffälligkeiten in Stimmung und Verhalten des Patienten

Überempfindlichkeit gegen Gerüche und Schmerzen, der Schmerz lässt einen hochfahren. Berührung, Erschütterung, Bewegung, Anstrengung und Kälte verschlimmern.

## Spezielle Anwendungsgebiete

**Kopfprellung:**

Kopfverletzungen mit anhaltenden Nervenschmerzen. Bei Verdacht auf eine Gehirnerschütterung wenden Sie sich bitte an einen Arzt oder eine Ärztin.

**Schleudertrauma der Halswirbelsäule:**

Verletzungen oder Stauchungen der Wirbelsäule, z.B. nach Auffahrunfällen (Halswirbelsäule), heilt Hypericum, besonders wenn der Kopf zur Schmerzlinderung leicht nach hinten gebeugt gehalten wird (vgl. Arnica: der Kopf wird nach vorn gebeugt).

**Steißbeinprellung:**

Die Schmerzen sind sehr stark und strahlen häufig nach oben oder nach unten aus. Zur Unterstützung der Heilung ist eine völlige Druckentlastung dieser Körperregion, z.B. durch ein Sitzkissen, nötig.

**Nervenverletzung:**

Besonders bei Verletzungen an Körperstellen, an denen viele Nervenenden liegen, ist Hypericum wichtig: Quetschung, Stich oder Splitterverletzung an Fingerkuppen und Nagelbett, Zehenspitzen, im Bereich der Hand oder der Fußsohle, an der Zunge.

**Nervenentzündungen:**

Die Schmerzen strahlen den Nerv entlang und verschlechtern sich durch Kälte. Taubheit und Kribbeln können Begleitsymptome sein.

**Zahnschmerzen:**

Wenn nach der Entfernung einer tiefen Karies eine

Nervenreizung die Folge ist, die Schmerzen in die Umgebung ausstrahlen, bringt Hypericum schnelle Linderung.

**Zahnwurzelbruch:**

Nach Sturz oder Gewalteinwirkung auf die Frontzähne ist ein Bruch der Zahnwurzel häufig. Er wird durch eine zahnärztliche Untersuchung und Röntgenaufnahme erkannt. Durch längere Gabe von Hypericum (2 x täglich C 12 für 3-5 Wochen) kann ein Absterben des Zahnes verhindert werden und die Wurzel wieder heilen. Zusätzlich muss durch den behandelnden Zahnarzt eine Ruhigstellung mittels Schienung erfolgen

## Der Ausgangsstoff

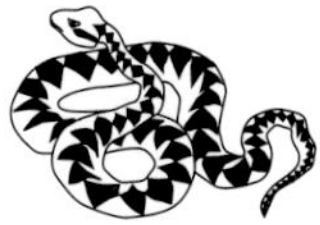

Lachesis muta (= die Stumme) ist eine Klapperschlange mit verkümmerter Schwanzrassel, die in Mittel- und Südamerika lebt. Ihr Gift war das erste Schlangengift, welches 1828 als Arzneimittel in die Homöopathie eingeführt wurde.

## Allgemeines

Lachesis hat ein breites Anwendungsgebiet. Auslöser für akute Beschwerden, bei denen Lachesis hilft, sind vor allem Bisse, Stiche, aber auch andere Verletzungen, außerdem Entzündungen, die auf der linken Körperseite beginnen.

## Besondere Ausprägung der Beschwerden, bei denen Lachesis hilft

Die Beschwerden treten links auf (außer Hexenschuss), sie verschlimmern sich mit dem Schlaf, also morgens. Die Patienten vertragen keine Wärme.

Typisch ist die blau-violette Verfärbung der befallenen Haut oder Schleimhaut, kleine Wunden bluten stark, das Blut ist dunkel.

## Auffälligkeiten in Stimmung und Verhalten des Patienten

Vom Wesen her ist der Lachesis-Typ geschwätzig und oft eifersüchtig.

## Spezielle Anwendungsgebiete

**Kopfschmerzen bei Fieber:**

Die Schmerzen sind linksseitig und beginnen beim Aufwachen aus dem Schlaf. Wärme verschlechtert.

**Halsschmerzen:**

Die typischen Lachesis-Halsschmerzen treten auf der linken Seite auf, sind schlimmer morgens und verschlechtern sich durch Trinken von warmen Getränken. Oft zieht der Schmerz beim Schlucken zum Ohr. Der Patient verträgt keine Kleidung oder Berührung am Hals. Der Rachen ist dunkelrot-violett verfärbt.

**Hexenschuss:**

Plötzlich auftretende Schmerzen, von der rechten Hüfte bis in den rechten Fuß können auf Lachesis ansprechen. Typisch ist die Verschlechterung morgens nach dem Schlaf.

**Bisswunden, Verletzungen:**

Lachesis hilft nach dem Stich von Insekten oder nach anderen Verletzungen, wenn sich die betroffene Stelle dunkel-violett bis schwarz verfärbt oder eitert. Auch nach dem Biss von giftigen Schlangen oder Skorpionen kann es, begleitend zur ärztlichen Notfallversorgung, gegeben werden.

## Der Ausgangsstoff

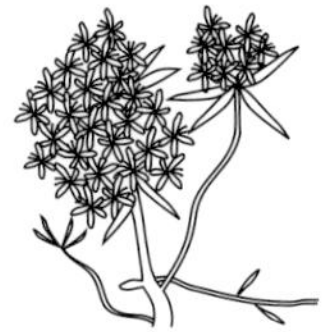

Ledum palustre, der Sumpfporst oder wilde Rosmarin, ist ein Heidegewächs aus den Hochmooren, das mit seinen lanzettartigen Blättern und seinem stark würzigen Geruch an Rosmarin erinnert.

## Allgemeines

Ledum ist ein wichtiges Heilmittel nach Stichverletzungen oder Bissen.

## Besondere Ausprägung der Beschwerden, bei denen Ledum hilft

Auffälliges Merkmal ist, dass sich die Beschwerden durch Kühlen bessern, obwohl sich die verletzten Gliedmaßen kalt anfühlen. Warme Anwendungen sind unerträglich. Bei Bewegung hört und spürt man oftmals Gelenkknacken.

## Auffälligkeiten in Stimmung und Verhalten des Patienten

Auf Ledum hinweisende Geist- und Gemütssymptome sind wenig bekannt. Die Angst vor Fantasiebildern, wenn man die Augen schließt, ist ein seltenes, aber typisches Symptom.

## Spezielle Anwendungsgebiete

**Verstauchung, Knöchelzerrung:**

Die typische Verletzung, bei der Ledum hilft, ist der umgeknickte Fuß (vgl. dazu auch Ruta). Der Knöchel fühlt sich kalt an, der Schmerz wird aber durch äußere Kälte gelindert.

**Stich- und Bisswunden:**

Nach Verletzung durch Nadel oder Nagel, Messerstich in einen Muskel oder Stich bzw. Biss von Hunden, Zecken und Mücken ist Ledum das wichtigste Heilmittel, auch wenn sich eine Wundrose entwickelt. Der Biss einer giftigen Schlange oder eines Skorpions sollte neben der ärztilichen Notfall-Versorgung mit Ledum behandelt werden (siehe auch Lachesis).

**Augenverletzung:**

Bei einer spitzen Verletzung, wie z.B. durch einen Zweig, der ins Auge gerät, ist die erste Hilfe typischerweise Ledum, anschließend ist immer augenärztliche Kontrolle erforderlich! Bei stumpfen Verletzungen wie einem Schlag oder Stoß gibt man eher Arnica oder Symphytum.

**Windpocken:**

Das Jucken wird durch Kratzen noch verschlimmert, Kälte bessert.

## Der Ausgangsstoff

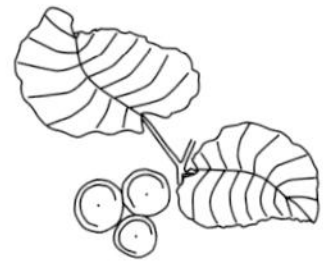

Strychnos nux vomica, der Brechnussbaum, wächst in Südostasien. Seine Früchte, aus denen das homöopathische Arzneimittel hergestellt wird, haben wegen ihrem Aussehen den Namen „Krähenaugen" bekommen; ihr Hauptinhaltsstoff ist Strychnin.

## Allgemeines

Das Mittel heilt zahlreiche Krankheitssymptome. Akut wird es oft angewendet beim Auftreten eines Katers oder bei „Manager-Belastungen", bei Erkältungen und Narkoseauswirkungen. Der Patient fühlt sich „wie vergiftet", besonders nach Genussmitteln wie Alkohol, Kaffee und Nikotin, die er braucht und im Übermaß zu sich nimmt. Die Wirkung auf verkrampfte Muskulatur und überreizte Nerven ist deutlich.

## Besondere Ausprägung der Beschwerden, bei denen Nux vomica hilft

Der Patient ist frostig, Wärme und Ruhe bessern. Ärger ist häufig der Auslöser, aber auch Schlafmangel und Stress jeglicher Art führt zu Beschwerden. Morgens und in Kälte ist alles schlimmer.

## Auffälligkeiten in Stimmung und Verhalten des Patienten

Im Vordergrund stehen Reizbarkeit, Ungeduld und die Empfindlichkeit gegen äußere Eindrücke wie Lärm und

Berührung. Abends kommt der Kranke nicht zur Ruhe, morgens ist er gerädert und kommt nicht aus dem Bett.

## Spezielle Anwendungsgebiete

**Erkältung:**

Schnupfen tritt nach tatsächlichem Kaltwerden auf. Die Nase ist oft trocken und verstopft, schlimmer nachts und morgens, besser nach dem Erwachen durch viel Niesen und Naselaufen. Der Reizhusten ist trocken mit Rauhheit und Kitzeln im Hals, er kann Kopfschmerzen und Oberbauchschmerzen verursachen.

**Magenbeschwerden:**

Die „Magenverstimmung" ist von Übelkeit, Würgen und Erbrechen, saurem Aufstoßen und aufgetriebenem Leib mit Verstopfung begleitet. Die Blähungen können nach oben drücken und Herzklopfen und Atemnot auslösen. Die Magenregion ist sehr druckempfindlich.

Es können dabei auch starke Kopfschmerzen auftreten. Man meint, der Schädel platze. Beim Erwachen nach durchzechter Nacht treten diese Schmerzen auf, häufig begleitet von Schwindel, Übelkeit und Erbrechen.

**Dreimonatskoliken:**

Der Säugling ist unruhig und schreckhaft, trinkt hastig, was die Beschwerden noch verschlimmert. Nur Wärme bessert.

**Zahnschmerzen:**

Das Kind ist beim Zahnen gereizt und empfindlich auf jede äußere Einwirkung, Geräusche und Gerüche. Wärme bessert.

**Narkosefolgen:**

Wenn der Patient nach einer Narkose mit Übelkeit bis zum Erbrechen, Kopfschmerzen und Kreislaufproblemen erwacht, ist Nux vomica häufig das Mittel der Wahl. In vielen Fällen besteht noch dazu eine Empfindlichkeit gegenüber Licht, Geräuschen und Gerüchen.

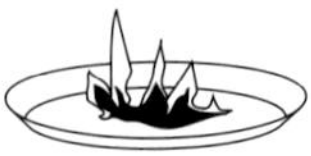

## Der Ausgangsstoff

Phosphor (wörtlich: Lichtträger) ist ein Element, das in der äußeren Natur in Mineralien mit Calcium und anderen Elementen vorkommt und im Energiehaushalt des Körpers eine wichtige Funktion einnimmt. Reines Phosphor entzündet sich sofort an der Luft, brennt mit heller Flamme und frisst tiefe Löcher ins Gewebe.

## Allgemeines

Phosphor wird vor allem dann gebraucht, wenn große Empfindsamkeit und Erschöpfung vorliegen, wobei der Kranke auf alle starken Reize überreagiert. Phosphor findet unter anderem Anwendung bei Halsentzündungen und Husten, Blutungen, Kopfschmerzen und Schwindel.

## Besondere Ausprägung der Beschwerden, bei denen Phosphor hilft

Es kommt leicht zu Blutungen, Blutfasern im Nasenschleim oder blauen Flecken. Die Schmerzen werden als brennend empfunden, und es besteht großer Durst auf Kaltes. Auf der linken Seite zu liegen wird nicht ertragen, es kommt leicht zu Herzklopfen.

## Auffälligkeiten in Stimmung und Verhalten des Patienten

Der typische Phosphor-Patient ist gesellig, schnell begeistert, froh und gern gesehen. Die Begeisterung kann leicht ins Gegenteil umschlagen, man ist schnell verausgabt und erschöpft. Viele Ängste (z.B. im Dunkeln und vor Gewitter) können auftreten.

## Spezielle Anwendungsgebiete

**Kopfschmerzen:**

Bei brennendem Kopfschmerz nach geistiger Überanstrengung, bei dem eventuell auch Schwindel beim Aufstehen und Gehen auftritt, ist Phosphor als Heilmittel angebracht. Auch bei Schmerzanfällen, die lange dauern und besonders um das Auge und im Hinterkopf auftreten, kann Phosphor Linderung bringen, vor allem wenn auch kalte Umschläge angenehm sind.

**Halsentzündungen und Husten:**

Die Heiserkeit wird durch Sprechen und am Abend schlimmer. Der Kehlkopf schmerzt stark und brennend. Es besteht ein harter, trockener Husten, der sich im Liegen, besonders auf der linken Seite, verschlimmert. Halsentzündungen gehen oft in Husten über. Es besteht großer Durst auf kaltes Wasser.

**Blutungen:**

Wenn Wunden, auch wenn sie sehr klein sind, auffällig stark und anhaltend bluten, ist Phosphor das Heilmittel; hervorragend wirksam auch nach dem Ziehen eines Zahns, wenn trotz Tamponade die Wunde immer wieder aufbricht.

**Nasenbluten:**

Bei häufigem Nasenbluten, mit hellrotem Blut, bringt Phosphor Linderung. Im Nasenschleim finden sich blutige Fäden.

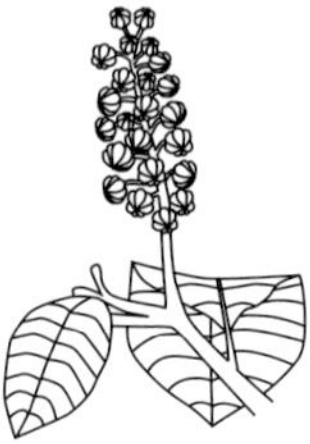

## Der Ausgangsstoff

Phytolacca decandra (wörtlich: Pflanzenlack) ist eine große Staude mit tiefer Pfahlwurzel, großen Blättern und blauroten brombeerartigen Früchten, die wie eine Kerze angeordnet sind. Sie wächst vor allem in Nordamerika, ist aber in Europa in vielen, auch verwilderten Gärten anzutreffen.

## Allgemeines

Ein Mittel gegen sehr schmerzhafte Entzündungen mit Rötung, Verhärtung und Ausstrahlung in angrenzende und entfernte Körperregionen.

## Besondere Ausprägung der Beschwerden, bei denen Phytolacca hilft

Der Schmerz kommt und geht plötzlich, dabei werden die Zähne zusammengebissen. Vor allem die rechte Körperseite ist betroffen.

## Auffälligkeiten in Stimmung und Verhalten des Patienten

Einerseits verbissen-distanziert, andererseits gleichgültig, uninteressiert an der Meinung anderer.

## Spezielle Anwendungsgebiete

**Mund- und Rachenentzündungen:**

Die Zungenspitze ist sehr rot, die übrige Zunge dick belegt, der Rachen dunkelrot, der Gaumenbogen stark geschwollen. Die Lymphknoten am äußeren Hals sind geschwollen, hart und berührungsempfindlich. Die Halsschmerzen beginnen rechts oder sind rechts betont (im Gegensatz zu Lachesis) und sind häufig stechend und brennend. Oft strahlen die Schmerzen in die Ohren aus, besonders beim Schlucken. Man schluckt zwanghaft, obwohl es weh tut. Heiße Getränke und feste Speisen können nicht geschluckt werden. Der Hals fühlt sich rauh und heiß an.

**Zahnungsbeschwerden:**

Das Kind will dauernd auf etwas Hartes beißen oder beißt fest auf die Zähne.

**Brustentzündungen während des Stillens:**

Die Brüste sind gestaut, verhärtet und sehr berührungsempfindlich, die entzündeten Bezirke leuchten rosa. Der Schmerz ist besonders stark beim Saugen des Kindes und strahlt in den ganzen Körper aus. Er wird aber durch Entleeren der Brust besser.

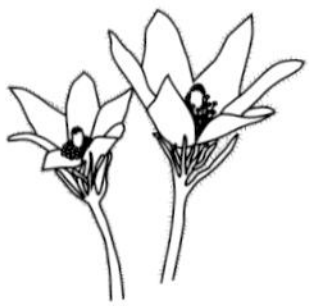

## Der Ausgangsstoff

Pulsatilla pratensis nigricans, die Schwärzende Wiesenkuhschelle, ist ein Hahnenfußgewächs, eine Anemone („Windblume") mit behaartem Stängel und trichter- oder glockenförmigen großen Blüten, die sich im Wind hin und her bewegen.

## Allgemeines

Pulsatilla ist ein sehr vielseitiges Mittel, deshalb müssen die Bedürfnisse und das Verhalten des Patienten besonders beachtet werden, welches bei allen Anwendungsgebieten mit entscheidend ist.

## Besondere Ausprägung der Beschwerden, bei denen Pulsatilla hilft

Der Patient ist auffallend durstlos, braucht kühle frische Luft. Die meisten Beschwerden treten am späten Abend auf, steigern sich bis Mitternacht und lassen dann erst nach.

## Auffälligkeiten in Stimmung und Verhalten des Patienten

Er ist ängstlich, weinerlich, braucht Trost und will nicht allein sein. Das Weinen ist so kummervoll und herzzerreißend, dass Mitgefühl und Zuwendung gerne gegeben werden.

## Spezielle Anwendungsgebiete

**Ohrenschmerzen:**

Die Ohrenschmerzen, z.B. bei Mittelohrentzündung, fangen gegen 19 Uhr an und werden nach Mitternacht besser. Das Gleiche spielt sich möglicherweise am nächsten Tag wieder ab. Die Schmerzen sind heftig und werden oft als drückend oder stechend beschrieben. Sie werden besser, wenn das Ohr läuft. Pulsatilla kann das Ohr wirklich zum Laufen bringen und lässt danach das Trommelfell gut zuheilen. Das Mittel ist nicht für chronische Eiterungen geeignet, die immer ärztlich behandelt werden müssen.

**Schnupfen:**

Dicker eitriger Schnupfen: Dem Kind stehen ständig „gelbe Lichter unter der Nase", die so genannte „Rotznase". Der Schnupfen wird im Freien besser; es ist mal das eine, mal das andere Nasenloch verstopft. Durstlosigkeit und auffällige Weinerlichkeit ergänzen das Bild.

**Husten:**

Krampfhafter Reizhusten, bei dem es zu spontanem Harnabgang kommen kann. Er ist stark am Abend nach dem Hinlegen und wird besser nach dem Aufstehen. Es wird dickflüssiger Schleim abgehustet. Oft gelingt das Abhusten nur durch Aufsetzen im Bett. Trotz trockenem Mund ist der Patient durstlos.

**Bauchschmerzen, Übelkeit und Magendrücken:**

Magenverstimmung nach schweren fetten Speisen

wie reichlich Butter, Speck, Sahne, Vollmilch, fetter Käse und besonders auch nach Eiscreme. Aufstoßen, Blähungen und ein Steingefühl sind typisch.

**Zahnschmerzen:**

Das Kind ist bei der Zahnung weinerlich, anhänglich, will getragen werden und ist durch Zuwendung leicht zu beruhigen.

**Windpocken:**

Entscheidend für die Mittelwahl ist das Verhalten des kranken Kindes.

**Sonnenstich:**

Gegen direkte Sonnenbestrahlung besteht eine große Empfindlichkeit mit Neigung zur Ohnmacht, Durstlosigkeit und Verlangen nach Zuwendung und Trost.

## Der Ausgangsstoff

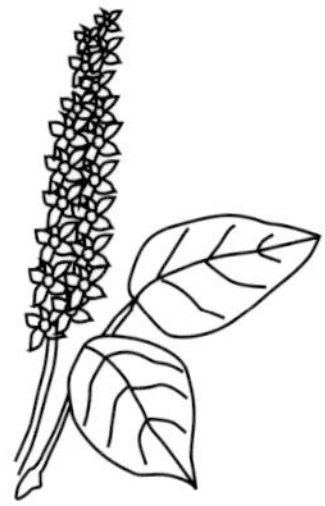

Die Gifteiche, Rhus toxicodendron, ist ein Sumachgewächs und unserem Essigbaum verwandt. Dieser Baum oder Strauch kommt aus Nordamerika. Seine Blätter enthalten einen Saft, der brennende und juckende Bläschen auf der Haut hervorruft.

## Allgemeines

Ein Mittel vor allem gegen Schmerzen am Bewegungsapparat, an Knochen, Gelenken, Sehnen, vor allem nach Verkühlung. Immer dann, wenn es nach Anstrengung mit Schwitzen und anschließender starker Abkühlung zu Symptomen kommt, ist an Rhus toxicodendron zu denken.

## Besondere Ausprägung der Beschwerden, bei denen Rhus toxicodendron hilft

Ganz allgemein wird alles schlimmer durch Ruhe, besonders in der zweiten Nachthälfte mit Steigerung bis zum Morgen. Oft sind die Beschwerden durch feuchte Kälte oder auch Zugluft nach Erhitztsein mit Schweiß verursacht. Alles wird besser durch ruhige Bewegung, Wärme, heiße Bäder und Liegen auf harter Unterlage.

## Auffälligkeiten in Stimmung und Verhalten des Patienten

Große Unruhe, still Sitzen ist bei Schmerzen nicht möglich, Umhergehen oder Bewegen bessert den Schmerz und die Stimmung. Eine Besonderheit ist abergläubische Furcht.

## Spezielle Anwendungsgebiete

**Verletzungen:**

Prellungen, Zerrungen und Überanstrengung von Sehnen und Gelenken, Hexenschuss durch Verheben, steifer Nacken, Tennisellenbogen.

**Hauterscheinungen:**

Windpocken, Gürtelrose, akuter einfacher Lippenherpes, Bläschenausschlag auch an anderen Körperteilen, der stark juckt und nässt. Die dazu gehörenden Lymphknoten sind oft geschwollen. Kratzen und Reiben verschlimmern den Juckreiz und den Ausschlag. Das Jucken wird nachts schlimmer und deutlich besser durch heißes Wasser (Duschen) und Umhergehen.

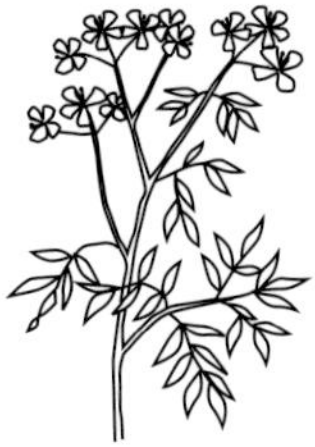

## Der Ausgangsstoff

Ruta graveolens, die Garten- oder Weinraute, ist ein Strauch mit vierblättrigen gelben Blüten und vierteiligen, kissenförmigen kleinen Früchten. Sie ist aus den Mittelmeerländern in unsere Gärten gekommen.

## Allgemeines

Ruta hat einen deutlichen Bezug zum Bindegewebe. Es wirkt auf Sehnen, Knochenhaut und Augen, oft nach Prellung und stumpfer Gewalteinwirkung sowie nach Überanstrengung.

## Besondere Ausprägung der Beschwerden, bei denen Ruta hilft

Die betroffenen Stellen fühlen sich wie zerschlagen oder zerbrochen an. Ruhe und nasskaltes Wetter verschlimmern, leichte Bewegung und Reiben bessern. Das Gehen, besonders das Treppensteigen macht Beschwerden, aber Sitzen tut auch nicht gut.

## Auffälligkeiten in Stimmung und Verhalten des Patienten

Der Kranke ist unentschlossen, das Denken ist verlangsamt. Er kann unzufrieden und misstrauisch sein oder auch ohne Grund ein schlechtes Gewissen haben.

## Spezielle Anwendungsgebiete

**Verletzungen:**

Prellung, besondere wenn der Knochen direkt unter der Haut liegt, z.B. am Schienbein. Stumpfe Verletzung der Sehnen, bei Verstauchungen, wenn die Bänder gezerrt werden, insbesondere an den Handgelenken und am Knöchel. Das Gebiet fühlt sich steif an, wie zerschlagen.

**Gelenk- und Sehnenbeschwerden:**

Nach Überanstrengung insbesondere des Handgelenks, der Achillessehne oder des Ellbogengelenks. Die Schmerzen sind wie geprellt, sie werden schlimmer in der Ruhe.

**Augenbeschwerden:**

Nach Überanstrengung der Augen, insbesondere nach Feinarbeit, z.B. Lesen von kleinen Schriften, feiner Handarbeit, Tätigkeit am Computer. Die Augen fühlen sich auch überanstrengt an. Sie sind gerötet und brennen „wie glühende Kohlen".

## Der Ausgangsstoff

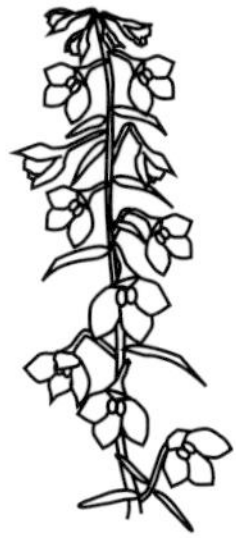

Delphinium staphisagria, eine Art der Ritterspornblumen, ist ein Hahnenfußgewächs von den Berghängen Südeuropas .

## Allgemeines

Staphisagria ist das wichtigste Heilmittel für alle Schnittverletzungen, auch seelische "Schnitte" und Verletzungen kann es heilen.

## Besondere Ausprägung der Beschwerden, bei denen Staphisagria hilft

Schneidende Schmerzen, besonders an Augenlidern und an der Harnröhre. Berührung und Kälte verschlimmern. Staphisagria wird besonders nach Schnittverletzungen angewandt, einerseits nach Schnitt mit einem Messer oder z.B. einer Glasscherbe, andererseits nach Operationsschnitt. Auch bei Harnwegsreizungen, besonders durch äußere Einwirkung wie z.B. durch Katheter, ist es ein gutes Heilmittel.

## Auffälligkeiten in Stimmung und Verhalten des Patienten

Typisch ist ein Zorn mit Entrüstung, der aber nicht gezeigt werden kann. Der unterdrückte Ärger hält lange an. Menschen, die Staphisagria brauchen, lassen sich leicht demütigen und können sich nicht dagegen wehren. Sie sind introvertiert und können nur selten einen Wutausbruch zeigen.

## Spezielle Anwendungsgebiete

**Schnittverletzungen:**

Staphisagria ist angezeigt nach Operationen, besonders mit großem Bauchschnitt, Dammschnitt bei Entbindung oder Zahnfleischschnitten, oder nach anderen Schnittverletzungen durch scharfe Gegenstände wie Messer oder Glas.

**Blasenentzündung:**

Häufiger, schmerzhafter Harndrang, jeweils mit wenig Urin. Die Harnröhre brennt beim Wasserlassen, aber noch stärker vorher und nachher. Man hat die Empfindung, als liefe ständig ein Urintropfen die Harnröhre entlang. Diese Art der Harnwegsreizung tritt nicht selten nach dem ersten oder häufigem Geschlechtsverkehr sowie nach Katheterisieren auf.

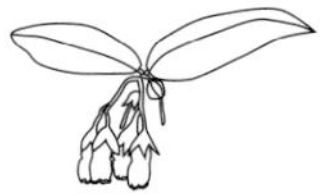

## Der Ausgangsstoff

Symphytum officinale, wie Borretsch aus der Familie der Rauhblattgewächse, ist eine Staude mit großen Blättern und winzigen lilaroten Blüten. Ihr Name, Beinwell, weist auf ihre Heilkraft für die Knochen.

## Allgemeines

Symphytum ist ein wichtiges Mittel bei Verletzungen des Knochens und der Knochenhaut. Es folgt dabei oft gut auf Arnica. Es mindert die Schmerzen nach einem Knochenbruch und fördert die Heilung.

## Besondere Ausprägung der Beschwerden, bei denen Symphytum hilft

Die Knochenhaut ist entzündet und sehr empfindlich. Die betroffenen Körperteile, Auge, Rücken, Knochen fühlen sich wund an, oder die Schmerzen sind stechend. Anstrengung löst die Beschwerden aus und verschlimmert sie.

## Auffälligkeiten in Stimmung und Verhalten des Patienten

Man kann sich von unangenehmen Ereignissen gedanklich schlecht lösen.

## Spezielle Anwendungsgebiete

**Augenprellungen:**

Wenn das Auge durch einen stumpfen Gegenstand geprellt wurde, z.B. durch einen Schneeball.

**Sehnenverletzungen und Zerrungen:**

Bei Verletzungen und Zerrungen der Sehnen und Gelenkkapseln, z. B. Knieverrenkungen, nach Umknicken des Fußes.

**Knochenbrüche:**

Zur Förderung der Heilung nach einem Knochenbruch sollte man Symphytum, je nach Heilungsfortschritt, über etwa drei Wochen einnehmen, zweimal täglich 2 Globuli C12.

# SUCHWORTVERZEICHNIS DER KRANKHEITEN

# SUCHWORTVERZEICHNIS DER MITTEL

Deutscher Zentralverein
homöopathischer Ärzte (DZVhÄ)
Am Hofgarten 5, 53113 Bonn
Telefon: 02 28 - 24 25 330
Fax: 02 28 - 24 25 331
Internet: www.dzv.de -
E-Mail: info@dzvhae.de

Europäisches Institut für Homöopathie (InHom)
Springstr. 28, 06366 Köthen/Anhalt
Telefon: 03496-303814
Fax: 03496-303816

Homöopathie-Stiftung des DZVhÄ
Sitz: Köthen/Anhalt
Adresse: siehe Inhom

Firma Peter Irl
Homöopathie Fachverlag und Vertrieb
Ihr Spezialist für Homöopathie
Telefon: 089-893563-0
Fax: 089-89305321
E-Mail: info@irl.de
Internet: www.irl.de